Charles Fungo
Gernard Msamanga

Revelação da identidade das trabalhadoras do sexo quando procuram serviços de VIH na Tanzânia

Charles Fungo
Gernard Msamanga

Revelação da identidade das trabalhadoras do sexo quando procuram serviços de VIH na Tanzânia

ScienciaScripts

Imprint

Cover image: www.ingimage.com

This book is a translation from the original published under ISBN 978-3-659-85319-7.

Publisher:
Sciencia Scripts
is a trademark of
Dodo Books Indian Ocean Ltd. and OmniScriptum S.R.L publishing group

120 High Road, East Finchley, London, N2 9ED, United Kingdom
Str. Armeneasca 28/1, office 1, Chisinau MD-2012, Republic of Moldova, Europe
Managing Directors: Ieva Konstantinova, Victoria Ursu
info@omniscriptum.com

Printed at: see last page
ISBN: 978-620-8-37433-4

ÍNDICE DE CONTEÚDOS

RECONHECIMENTO

A minha sincera gratidão a Deus Todo-Poderoso que tornou tudo possível. Desde o início até à conclusão deste programa, ele tem-me dado força, persistência e sabedoria para obedecer à aprendizagem com ele e com os meus professores. Com certeza, o Todo-Poderoso respondeu às minhas orações: *Clama a mim, e responder-te-ei, e anunciar-te-ei coisas grandes e poderosas, que não sabes"* (Jeremias 33:3).

Gostaria de estender a minha gratidão à International Clinical, Operational and Health Systems Research Training on AIDS and Tuberculosis (ICOHRTA), uma instituição que concedeu uma bolsa de estudo para o meu programa MPH. A oportunidade que o ICOHRTA me concedeu é muito apreciada e é difícil de exprimir por palavras; e veio mesmo na altura certa. Acredito que o Deus Todo-Poderoso, que deu a visão aos líderes do ICOHRTA, continuará a dar mais bênçãos à sua instituição para que possam continuar a apoiar outros tanzanianos. Agradeço-vos.

G. I. Msamanga - Professor de Saúde Comunitária no SPHSS pelos seus esforços incansáveis para rever o meu trabalho, bem como pelos seus conselhos e orientações durante o meu trabalho. Definitivamente, o seu apoio contínuo não só fez com que o meu trabalho fosse o melhor, como também me preparou para ser o melhor na área. Agradeço-lhe a sua paciência, ao mesmo tempo que, por vezes, se apercebeu das minhas limitações.

Agradeço ao gabinete do diretor executivo da ala e ao gabinete distrital do município de Temeke por me terem dado autorização para realizar o estudo de investigação no município.

Gostaria de agradecer às participantes na investigação (trabalhadoras do sexo do bairro de Mtoni, Temeke) que contribuíram com informações para esta investigação. Este estudo de investigação não estaria completo sem a sua disponibilidade para participar e fornecer informações para este estudo.

Estou grato pelo apoio moral de todos os meus colegas ao longo do meu programa, o que tem sido muito valioso. A minha sincera gratidão vai também para todo o pessoal académico e não académico da Escola de Saúde Pública e Ciências Sociais da Universidade Muhimbili

Universidade de Saúde e Ciências Afins. A contribuição do corpo docente para melhorar os meus conhecimentos académicos, as minhas competências e a minha atitude moldaram-me e prepararam-me para a minha futura carreira na área da saúde pública.

Este reconhecimento estaria incompleto se não exprimisse e agradecesse à minha família, à minha mulher Leah. Agradeço também ao meu pai e à minha mãe. Todos eles têm sido os meus grandes apoiantes através das suas orações, encorajamento e conselhos incansáveis que contribuíram imensamente para as minhas realizações. Agradeço-lhes a todos pela sua paciência e amor. Sem dúvida, eles também são verdadeiramente amados.

Por último, agradeço a todos aqueles que não foram citados pelos nomes, mas que contribuíram para o meu êxito. Agradeço-lhes muito e peço a Deus Todo-Poderoso que os abençoe.

DEDICAÇÃO

Dedico este trabalho à minha adorável esposa Leah, que aceitou a dor da minha falta ao prosseguir este programa. As orações e o sorriso da minha mulher ao longo do dia e das noites deram-me conforto, o que me permitiu realizar com êxito esta enorme tarefa. Um agradecimento especial à minha mãe Esther e ao meu pai Boniface, que foram fundamentais e continuaram a rezar pelo meu sucesso e felicidade. Que Deus os abençoe a todos.

RESUMO

Antecedentes: A Tanzânia tem feito esforços para tentar chegar à população-chave, incluindo as trabalhadoras do sexo, através da prevenção do VIH e de outros serviços de saúde. Isto deve-se ao facto de as trabalhadoras do sexo (TS) continuarem a suportar uma carga elevada de VIH (31,4%) e poderem albergar até quatro infecções sexualmente transmissíveis (IST). No entanto, o desafio reside no facto de as populações-chave, incluindo as TSF, não revelarem a sua identidade como trabalhadoras do sexo quando procuram serviços de prevenção do VIH nas unidades de saúde. As razões prendem-se, em parte, com o facto de recearem a falta de confidencialidade e a possibilidade de serem discriminadas pelas comunidades e pelos prestadores de cuidados de saúde. Do mesmo modo, estudos realizados noutros locais referem que (62%) das TSF não revelam a sua identidade de trabalhadoras do sexo quando procuram serviços de prevenção do VIH. Os motivos foram a falta de confidencialidade e a discriminação por parte dos prestadores de cuidados de saúde.

Objectivos: O principal objetivo deste estudo foi determinar as razões que influenciaram as trabalhadoras do sexo a revelarem-se quando procuram serviços de prevenção do VIH nas unidades de saúde em Dar es Salaam

Métodos: Foi realizado um estudo transversal entre 311 FSWs no município de Temeke, região de Dar es Salaam, entre fevereiro e março de 2015. O estudo aplicou o método de amostragem orientado pelo inquirido para recrutar as FSWs e depois recolheu dados através de entrevistas utilizando questionários estruturados com perguntas fechadas e abertas.

Resultados: Das 311 FSW inquiridas, a maioria era solteira, 73,0%. Quase quarenta e nove por cento (48,9%) das FSW frequentaram ou completaram o ensino primário. 72,7% das FSW eram muçulmanas. O estudo também registou 79,4% (247/ 311) de MSF que dependiam do trabalho sexual como principal fonte de rendimento.

Entre as MSF entrevistadas, 58,9% afirmaram ter revelado a sua identidade como trabalhadoras do sexo quando procuraram serviços de prevenção do VIH nas unidades de saúde do município de Temeke, Dar es Salaam. As razões que influenciaram as MSF a revelarem-se nas unidades de saúde incluíram: acessibilidade dos serviços de saúde para as trabalhadoras do sexo, garantia de confidencialidade por parte do prestador de cuidados de saúde, expetativa de serviços de qualidade, aconselhamento em programas de saúde sobre a importância da revelação e decisão por parte das trabalhadoras do sexo, 52%, 41%, 13%, 12% e 5%, respetivamente.

Os resultados mostraram que as FSWs que procuram serviços de prevenção do VIH em unidades de saúde do Governo tinham oito vezes mais probabilidades de revelar em comparação com as que procuram os serviços em unidades de saúde privadas, 79,6%, 10,3%, respetivamente (AOR = 0,06, 95% CI = 0,02 - 0,20); $p < 0,001$) e os resultados foram estatisticamente significativos.

Conclusões: Cerca de metade das trabalhadoras do sexo não revelaram a sua identidade como trabalhadoras do sexo quando procuraram serviços de prevenção do VIH em unidades de saúde em Dar es Salaam, apesar de incentivos como: custos de substituição que tornaram os serviços de saúde acessíveis e confidencialidade dos prestadores de cuidados de saúde.

Recomendações: O estudo recomenda intervenções abrangentes de educação para a saúde e capacitação para as MSF, a fim de melhorar a percentagem de MSF que revelam as suas identidades nas unidades de saúde. Além disso, o estudo recomenda a promoção e a prestação de serviços de saúde aceitáveis (sem estigma e sem juízos de valor), acessíveis, económicos e de qualidade nos serviços de saúde.

LISTA DE ABREVIATURAS E ACRÓNIMOS

AIDS	Acquired Immune Deficiency Syndrome
ARV	Anti-retroviral Virus
FHI360	Family Health International 360
FSWs	Female Sex Workers
HIV	Human Immunodeficiency Syndrome
ICOHRTA	International Clinical, Operational and Health Systems Research Training on AIDS and Tuberculosis
MoHSW	Ministry of Health and Social Welfare
MUHAS	Muhimbili University of Health and Allied Sciences
MSD	Medical Stores Department
NACP	National AIDS Control Programme
NGOs	Non-Governmental Organizations
PSI	Population Services International
ROADSII	Regional Outreach Addressing HIV/AIDS through Development Strategies
SPHSS	School of Public Health and Social Sciences
SSA	Sub - Saharan Africa
STI	Sexually Transmitted Infection
TACAIDS	Tanzania Commission for AIDS
UNAIDS	United Nations Programme of HIV/AIDS
WHO	World Health Organization

DEFINIÇÃO DE CONCEITOS OPERACIONAIS

Comportamento de procura de saúde; neste estudo, o conceito significa a prática das trabalhadoras do sexo de se deslocarem à unidade de saúde para aconselhamento, teste e/ou tratamento do VIH e das IST pelo menos uma vez de três em três meses e/ou imediatamente após suspeitarem de estarem infectadas com IST

Trabalhadora do sexo; neste estudo, o conceito significa uma mulher com idade igual ou superior a 18 anos que troca sexo com um homem ou uma mulher por dinheiro ou bens

Revelação; neste estudo, o conceito significa uma auto-revelação voluntária a outra pessoa de que se é um trabalhador do sexo

População-chave; neste estudo inclui trabalhadores do sexo feminino e masculino; e utilizadores de drogas injectáveis

Auto-revelação: é um termo utilizado para designar uma interação entre pelo menos dois indivíduos em que um pretende revelar deliberadamente algo pessoal a outra pessoa (Ignatius e Kokkonen, 2007).

CAPÍTULO 1

1.0 INTRODUÇÃO

1.1 Informações gerais

Em muitas comunidades, as pessoas que desejam revelar informações necessitam de um sentimento de confiança. Esta confiança é muitas vezes entre as partes envolvidas, porque a pessoa que divulga a sua informação precisa de libertar uma carga interna; partilhar a dor e receber conselhos e/ou serviços (Ignatius e Kokkonen, 2007). Este processo implica a comunicação de informação potencialmente estigmatizante e/ou pessoal que anteriormente era mantida escondida (Pavia, 2011). Para as trabalhadoras do sexo (FSWs) que fazem parte das populações-chave, a revelação das suas identidades não tem sido um ato agradável quando acedem às unidades de saúde para serviços de prevenção do VIH. Isto deve-se a factores como: falta de confidencialidade, discriminação por parte dos prestadores de cuidados de saúde e sensibilidade da informação, por exemplo, no que diz respeito a resultados positivos para o VIH e experiências de preconceito (Ghimire, 2009; Sibongile et al, 2013). O resultado final é que algumas das TSFs optam por não revelar que são trabalhadoras do sexo quando acedem aos serviços de saúde (Alemayehu et al, 2014) e outras optam por não procurar cuidados e tratamento nas unidades de saúde (Jeal e Salisbury, 2004; Phrasisombath et al, 2012; OMS, 2012).

Nas últimas três décadas, tem havido esforços globais e nacionais para combater a SIDA e reduzir o número de pessoas recentemente infectadas com o VIH e outras infecções sexualmente transmissíveis (IST). Entre os esforços incluem-se a preparação e a implementação de intervenções específicas para populações-chave, como as FSWs (OMS, 2012; OMS, 2005). Estas intervenções proporcionam às FSWs a oportunidade de receber educação e serviços de saúde de fácil utilização, sem estigma e de qualidade para os trabalhadores do sexo auto-identificados.

O Governo da Tanzânia é um dos países que promove o acesso aos serviços de saúde para as populações-chave (TACAIDS 2013). Tendo em conta o que precede, o Programa Nacional de Controlo da SIDA (NACP) do Ministério da Saúde e do Bem-Estar Social (MoHSW) desenvolveu uma Diretriz Nacional com pacotes de intervenção especiais para populações-chave (MoHSW/ NACP 2014). Do mesmo modo, o Governo coordena os parceiros de desenvolvimento e as organizações não governamentais.

Organizações Governamentais (ONG) para implementar diferentes intervenções para populações-chave em diferentes partes da Tanzânia. Dois exemplos específicos incluem a FHI360 que implementou a intervenção para as FSWs em Temeke, Dar es Salaam, Makambako, Njombe, Tunduma e Mwanza através do projeto ROADSII[1] . O segundo exemplo é o PSI, que também implementou a intervenção "Kishosti" para as FSWs em Kinondoni, Dar es Salaam, que complementa os esforços do Governo para prevenir a população-chave de novos casos de VIH e IST.

---

1 ROADSII era um acrónimo de Regional Outreach Addressing HIV and AIDS through Development Strategies in Tanzania - um projeto de prevenção do VIH com a duração de cinco anos que visava as trabalhadoras do sexo, os camionistas de longa distância e outras populações móveis na Tanzânia e noutros países da África Oriental. O projeto incluía o fornecimento de mensagens de prevenção do VIH, o HTC móvel e o encaminhamento das trabalhadoras do sexo e de outros grupos-alvo para unidades de saúde.

Os estudos mencionados anteriormente relataram que algumas das FSWs não revelam as suas identidades como trabalhadoras do sexo nas unidades de saúde (Jeal e Salisbury, 2004; Phrasisombath et al, 2012). Isto deve-se ao historial de estigma e discriminação que as TSF têm vindo a encontrar por parte da comunidade e dos profissionais de saúde. No entanto, o governo precisa atualmente de aumentar as suas intervenções e alcançar mais populações-chave (incluindo as trabalhadoras do sexo) com um pacote abrangente de serviços de prevenção do VIH e outras IST (MoHSW/ NACP 2014). Portanto, é necessário explorar se as FSWs revelam as suas identidades como trabalhadoras do sexo quando acedem aos serviços de prevenção do VIH nas unidades de saúde na Tanzânia. Além disso, é necessário determinar as razões que influenciam a revelação das suas identidades, a fim de preparar intervenções viáveis para este grupo.

1.2 Declaração do problema

O problema é que algumas TSF não revelam a sua identidade como trabalhadoras do sexo quando acedem aos serviços de prevenção do VIH nas unidades de saúde. Isto deve-se em parte ao medo do estigma, do isolamento, da discriminação e da falta de confidencialidade por parte dos prestadores de cuidados de saúde (Ghimire, 2009). Estudos anteriores referiram que 62% das TSF não revelaram que eram trabalhadoras do sexo quando acederam aos serviços de saúde (Jeal e Salisbury, 2004). Consequentemente, as TSF não recebem serviços completos preparados para elas nas unidades de saúde.

Na Tanzânia, estão a ser envidados esforços para chegar à população chave, incluindo as FSW. Estes esforços fazem com que a auto-revelação das identidades das FSW seja um fator importante para receber serviços de prevenção do VIH e das IST. Um exemplo específico inclui a recente diretriz desenvolvida para a população-chave pelo MoHSW/NACP que delineou um pacote especial para a prevenção do VIH e das IST (MoHSW/NACP 2014). As diretrizes enfatizam o fornecimento de conhecimentos específicos, o acesso e os privilégios a serviços de saúde de qualidade (por exemplo, conhecimentos sobre a negociação de preservativos, rastreio e tratamento de rotina das IST) para a população chave. Outro exemplo envolve a formação de prestadores de cuidados de saúde sobre a prestação de serviços sem estigma (MoHSW/NACP 2013).

Por conseguinte, esta investigação determinou as razões que influenciam as TSF a revelarem as suas identidades como trabalhadoras do sexo quando procuram serviços de prevenção do VIH em unidades de saúde em Dar es Salaam.

1.3 Fundamentação do estudo

Este estudo é importante para informar o Governo e os parceiros de desenvolvimento sobre a revelação da identidade das trabalhadoras do sexo quando procuram serviços de prevenção do VIH e das IST. Os resultados constituem um ponto de partida para o Governo e os parceiros de desenvolvimento prepararem intervenções de saúde que atraiam e motivem as trabalhadoras do sexo a revelarem a sua identidade, de modo a receberem pacotes especiais e privilégios preparados para elas. Em última análise, sentimos que isso contribuiria para os actuais esforços do governo para alcançar as populações-chave com serviços de saúde na Tanzânia (TACAIDS 2013, NACP 2014). Os dados são também um ponto de partida para compreender o número de TSF abrangidas por serviços relacionados com o VIH.

Os resultados do estudo acrescentam informações sobre as razões que levam as trabalhadoras do sexo a revelar a sua identidade como trabalhadoras do sexo quando acedem aos serviços de prevenção do VIH na Tanzânia e noutros países da África Subsariana.

1.4 Quadro concetual

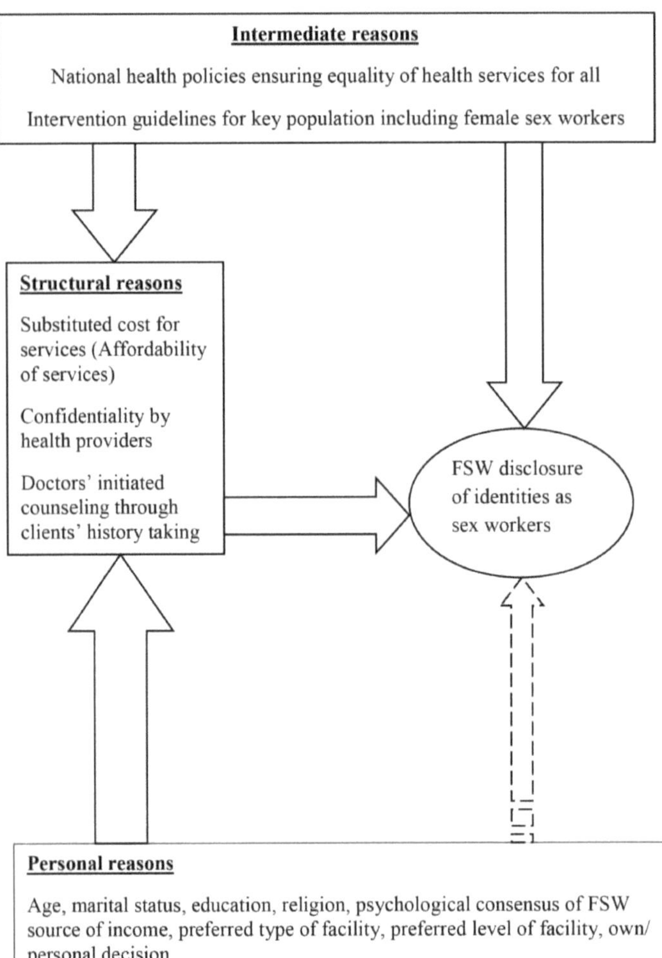

Fonte: Construção própria do candidato (2014).

1.5 Questões-chave do estudo

O estudo de investigação foi orientado pela seguinte questão-chave:

1. Quais são as razões que influenciam as trabalhadoras do sexo a revelar a sua identidade como trabalhadoras do sexo quando procuram serviços de prevenção do VIH nas unidades de saúde em Dar es

Salaam?

As perguntas subsequentes são:

2. Qual é a percentagem de trabalhadoras do sexo que revelam a sua identidade como trabalhadoras do sexo quando procuram serviços de prevenção do VIH nas unidades de saúde em Temeke, Dar es Salaam?

3. Quais são as razões pessoais que influenciam as trabalhadoras do sexo a revelarem-se como trabalhadoras do sexo quando procuram serviços de prevenção do VIH nas unidades de saúde em Temeke, Dar es Salaam?

4. Quais são as razões estruturais que influenciam as trabalhadoras do sexo a revelarem as suas identidades como trabalhadoras do sexo quando procuram serviços de prevenção do VIH nas unidades de saúde em Temeke, Dar es Salaam?

1.6 Objectivos do estudo

1.6.1 Objetivo principal

Determinar as razões que influenciam as trabalhadoras do sexo a revelarem-se quando procuram serviços de prevenção do VIH nas unidades de saúde em Dar es Salaam.

1.6.2 Objectivos específicos

1. Determinar a percentagem de trabalhadoras do sexo que revelam a sua identidade como trabalhadoras do sexo quando procuram serviços de prevenção do VIH nas unidades de saúde de Temeke, Dar es Salaam

2. Determinar as razões pessoais que influenciam as trabalhadoras do sexo a revelarem a sua identidade como trabalhadoras do sexo quando procuram serviços de prevenção do VIH nas unidades de saúde de Temeke, Dar es Salaam

3. Determinar as razões estruturais que influenciam as trabalhadoras do sexo a revelarem as suas identidades como trabalhadoras do sexo quando procuram serviços de VIH nas unidades de saúde em Temeke, Dar es Salaam

CAPÍTULO 2

2.0 REVISÃO DA LITERATURA

2.1 Vulnerabilidade das trabalhadoras do sexo ao VIH e a outras IST na África Subsariana Na África Subsariana, a população chave, em particular as trabalhadoras do sexo, tem sido considerada responsável pela propagação de infecções sexualmente transmissíveis (IST) e do Vírus da Imunodeficiência Humana (VIH). Alguns estudos rotularam as trabalhadoras do sexo (FSWs) de 'vectores' ou fontes de doenças (Delany e Nielson, 2000), enquanto outros as consideraram 'um reservatório central de doenças sexualmente transmissíveis (STDs) e VIH' (Pettifor et al, 2000). A vulnerabilidade das TSF às DST e ao VIH deve-se a uma multiplicidade de factores que incluem: parceiros sexuais múltiplos e simultâneos, práticas sexuais desprotegidas, abusos físicos e sexuais por parte dos clientes, conhecimentos e acesso limitados às DST e a outros serviços de saúde.

Em 2006, Vandepitte e colegas observaram que a prevalência de TSF na África Subsariana (ASS) variava entre 0,7% e 4,3% do total da população adulta feminina nas capitais, e entre 0,4% e 4,3% noutras áreas urbanas (Vandepitte et al, 2006). É provável que este número tenha aumentado por razões que incluem a criminalização do trabalho sexual. Outra literatura, como a da reforma legislativa sul-africana, indicava que a criminalização do trabalho sexual constitui um obstáculo adicional para os trabalhadores do sexo que procuram formas alternativas de emprego (South African Law Reform Commission, 2009). Com estes obstáculos, Baral e colegas argumentam que as TSF na ASS têm a prevalência mais elevada de VIH, com 36,9% (Baral et al, 2012).

2.2 Revelação da identidade das trabalhadoras do sexo nos países em desenvolvimento

Em muitos países, o trabalho sexual é considerado uma prática de comportamento imoral e um negócio ilegal (Phrasisombath et al, 2012). Assim, os países criam legislações e leis para criminalizar e punir aqueles que vendem sexo, em vez de abordarem os factores sociais e económicos que perpetuam o elevado risco de contração e transmissão através do trabalho sexual (UNAIDS 2009). Alguns académicos, incluindo Boudin e Richter, deram alguns exemplos de leis e políticas que criminalizam o trabalho sexual. Argumentam que tem havido criminalização de quem vende e compra sexo na África do Sul (Boudin e

Richter, 2009). O Southern African Litigation Centre é outra literatura que relata as detenções e a administração obrigatória de testes de VIH a trabalhadores do sexo e a divulgação pública dos seus resultados no Malawi (Southern African Litigation Centre, 2010). Com estes actos, as TSF têm tido dificuldade em apresentar-se para avaliar os serviços de saúde e mais ainda em revelar as suas identidades como trabalhadoras do sexo quando acedem a esses serviços.

As comunidades, incluindo os prestadores de cuidados de saúde, têm estigmatizado, descriminalizado, isolado e, por vezes, violado fisicamente as pessoas identificadas como trabalhadoras do sexo na sociedade (Boff, 2012). Diferentes publicações retratam a forma como as trabalhadoras do sexo têm tido dificuldades em aceder aos serviços de VIH e outras IST. Ghimire mostrou que o estigma, as atitudes de julgamento e outros fizeram com que as trabalhadoras do sexo evitassem aceder aos serviços de prevenção do VIH e das IST. Este facto contribuiu para o aumento da prevalência do VIH e de outras IST, do aborto inseguro e da toxicodependência no Nepal (Ghimire, 2009; Ghimire et al, 2011). O mesmo se explica em Savannakhet, no Laos, onde as trabalhadoras do sexo - que se auto-declaram ou são conhecidas pelos prestadores de cuidados de saúde - se depararam com estigma e serviços deficientes, incluindo a falta de informação adequada sobre a prevenção do VIH e a utilização de preservativos (Phrasisombath et al, 2012). No Zimbabué e na Jamaica, as trabalhadoras do sexo que foram descobertas como seropositivas receberam reacções muito estigmatizadas e discriminatórias por parte dos prestadores de cuidados de saúde, uma vez que se considerava que tinham desperdiçado medicamentos (ARV) e que mereciam ser seropositivas (Sibongile et al, 2013; Brown et al, 2012). A partir destas experiências, a auto-revelação das identidades das trabalhadoras do sexo (mulheres trabalhadoras do sexo) não tem sido uma ação plausível e/ou interessante, mesmo para aquelas que conseguiram aceder aos serviços de saúde. Jeal e Salisbury indicaram que apenas 38% das Trabalhadoras do Sexo foram capazes de se auto-revelar quando acederam aos serviços de saúde (Jeal e Salisbury, 2004).

No entanto, têm-se registado mudanças graduais e positivas no apoio à saúde das TSF após o surgimento de movimentos de defesa dos direitos e da saúde das trabalhadoras do sexo. Em alguns países, foram desenvolvidas intervenções e abordagens para apoiar a saúde das trabalhadoras do sexo. Inicialmente, as intervenções foram implementadas em locais selecionados e obtiveram resultados positivos (Evans et al, 2010, Jana et al, 2004). Alguns exemplos de esforços para melhorar a saúde dos trabalhadores do sexo em diferentes países incluem: descriminalização do trabalho sexual na Nova Zelândia (Abel e Fitzgerald, 2010, Laverack e Whipple, 2010), clínicas dedicadas aos trabalhadores do sexo na Índia (Laga et al, 2010, Laga e Vuylsteke, 2011). A ONUSIDA e a Organização Mundial de Saúde não ficaram atrás, mas contribuíram para estes esforços, apelando aos Estados para que eliminassem as leis penais relativas ao trabalho sexual e aos grupos vulneráveis, incluindo as trabalhadoras do sexo (OMS, 2005, OMS, 2011).

2.3 Revelação de identidades por parte de trabalhadoras do sexo em estabelecimentos de saúde na Tanzânia

Tal como noutros países, o trabalho sexual na Tanzânia é considerado imoral e ilegal. Como resultado, as populações-chave têm sido estigmatizadas e discriminadas (TACAIDS 2013). No entanto, é lamentável que existam poucos estudos na Tanzânia que tenham avaliado a revelação de identidades por parte de trabalhadoras do sexo quando procuram serviços de prevenção do VIH e de outras IST. No entanto, algumas literaturas reconheceram a existência de estigma e discriminação contra pessoas deste grupo por parte das comunidades e dos prestadores de cuidados de saúde (TACAIDS 2013). Três décadas após a eclosão da epidemia de VIH, o Governo preparou o Primeiro Pacote Nacional Abrangente para a prevenção do VIH para a população chave, incluindo as trabalhadoras do sexo (MoHSW/NACP 2014) e produziu diretrizes e um manual para a redução do estigma nas unidades de saúde (NACP 2013). Ambas as diretrizes apelam à redução do estigma e da discriminação da população-chave (incluindo as trabalhadoras do sexo) quando acedem a intervenções de saúde na comunidade e nos estabelecimentos de saúde.

Os parceiros de desenvolvimento locais e internacionais são coordenados pelo Governo para implementar intervenções especiais para a população chave, incluindo as trabalhadoras do sexo. A FHI360, no âmbito do projeto ROADSII, é um dos exemplos de organizações internacionais que proporcionaram intervenções especiais de saúde/prevenção do VIH e de outras infecções sexualmente transmissíveis a trabalhadoras do sexo identificadas e auto-declaradas em Dar es Salaam, (Conselho Municipal de Temeke, Makambako-Njombe; Tunduma - Mbeya e Mwanza (Fungo e Kisanga, 2013). Embora as intervenções envolvam diretamente as trabalhadoras do sexo, a discrição, a confidencialidade e o respeito desempenharam um papel importante para atrair o grupo-alvo para o projeto (Ruberintwari e Fungo, 2013).

2.4 Vantagens da divulgação: Pacote especial para a prevenção do VIH

Reconhece-se a importância de implementar intervenções especiais para a população-chave (incluindo as trabalhadoras do sexo) após anos de implementação de intervenções de prevenção do VIH e de outras IST. A nível internacional, foram feitas recomendações no sentido de implementar intervenções que melhorem o acesso universal à prevenção, ao tratamento, aos cuidados e ao apoio abrangentes em matéria de VIH para as trabalhadoras do sexo. Outras recomendações incluem: mudanças estruturais, melhoria das políticas; e melhoria do ambiente para as trabalhadoras do sexo (ONUSIDA 2009; OMS/ONUSIDA 2012). Nestas intervenções planeadas, foi reconhecido que a população chave tem de estar no centro do planeamento, implementação e avaliação das intervenções (OMS, 2005; OMS/ ONUSIDA, 2012).

Na Tanzânia, as intervenções em matéria de prevenção, tratamento, cuidados e apoio ao VIH foram observadas desde o início da epidemia de VIH. Após a formação da Comissão da Tanzânia para a Prevenção da SIDA (TACAIDS), foram desenvolvidos Quadros Estratégicos Nacionais Multissectoriais para a prevenção do VIH, que apelaram a diferentes parceiros de desenvolvimento para implementarem programas de prevenção do VIH. No entanto, só após o desenvolvimento do Terceiro Quadro Estratégico Multissectorial da Tanzânia para o VIH e a SIDA é que foram mencionadas as questões da população chave (incluindo as Trabalhadoras Sexuais Femininas) (TACAIDS 2013). O quadro reconheceu a existência de estigma e discriminação da população chave e apelou a intervenções que reduzissem tais actos, incluindo a formação de profissionais de saúde sobre a redução do estigma relacionado com o VIH e a SIDA (NACP 2013).

Além disso, através do Ministério da Saúde e do Bem-Estar Social (MoHSW) e do Programa Nacional de Controlo da SIDA (NACP), o Governo desenvolveu a primeira Diretriz Nacional para o Pacote Abrangente de Intervenções sobre o VIH e a Saúde para populações-chave que fornece um pacote especial para populações-chave (incluindo trabalhadoras do sexo) que acedem ao VIH e a outros serviços relacionados com a saúde (MoHSW/ NACP 2014). Esta diretriz complementou outros documentos políticos do Governo que incluem: Terceiro Plano Estratégico para o VIH e a SIDA do Setor da Saúde da Tanzânia (HSHSP III), Terceiro Quadro Estratégico Multissectorial da Tanzânia para o VIH e a SIDA 2013-2017; e Estratégia Nacional Abrangente Multissectorial de Redução do Estigma e da Discriminação (MoHSW/ NACP 2014).

Ao contrário dos serviços de prevenção do VIH e das IST prestados às pessoas da população em geral, apresentam-se a seguir algumas intervenções especiais importantes que se destinam à população-chave recomendada pelas Diretrizes Nacionais (incluindo as trabalhadoras do sexo):

(a) Receção de serviços não coercivos, sem juízos de valor, confidenciais e de alta qualidade sobre o VIH e outras infecções sexualmente transmissíveis para a população-chave que revele a sua identidade como trabalhadores do sexo;

(b) Receção da recomendação de retestar o VIH de seis em seis meses;

(c) Receção de conhecimentos adequados sobre a utilização correta e consistente do preservativo, incluindo conhecimentos adequados sobre a negociação do preservativo (um conhecimento que não pode ser facilmente transmitido às mulheres na população em geral); e receção de lubrificantes à base de água;

(d) Prestação de serviços de exame de IST assintomáticas, particularmente sífilis, tricomoníase e gonorreia a todos os trabalhadores do sexo nas unidades de saúde; incluindo exames anorrectais (MoHSW/ NACP 2014).

Com diferentes intervenções implementadas por parceiros de desenvolvimento na Tanzânia, foram observadas vantagens para as trabalhadoras do sexo que se auto-revelaram e se inscreveram nos programas, incluindo

(e) Receção de consultas gratuitas ou a custos reduzidos nas unidades de saúde. População-chave a quem foram atribuídos códigos de identificação especiais para efeitos de confidencialidade, que utilizam para se identificarem nas unidades de saúde para receberem serviços.

(f) Outras vantagens observadas incluem: fornecimento de preservativos do sector público pelo Departamento de Armazéns Médicos (MSD) e/ou outros parceiros como a PSI. As trabalhadoras do sexo que se auto-declaram receberam formação adequada sobre a utilização correta e consistente de preservativos masculinos; competências em matéria de negociação de preservativos com os seus clientes.

Além disso, as trabalhadoras e os trabalhadores do sexo puderam aceder aos serviços de saúde em centros de bem-estar estabelecidos a horas tardias para receber serviços de saúde. Isto melhorou o acesso das trabalhadoras e dos trabalhadores do sexo aos serviços de prevenção do VIH nas unidades de saúde.

A eficácia e o êxito das diretrizes nacionais para a intervenção no domínio do VIH e da saúde para a população-chave e de outras intervenções planeadas para a população-chave na Tanzânia dependem da auto-identificação dos trabalhadores do sexo, algo que não é evidentemente conhecido.

2.5 Razões para as mulheres trabalhadoras do sexo Intervenções

São várias as razões que levaram os esforços internacionais e nacionais a preparar intervenções para grupos específicos como o das trabalhadoras do sexo. Algumas das razões são explicadas a seguir:

As trabalhadoras do sexo têm sido altamente vulneráveis ao VIH e a outras infecções sexualmente transmissíveis (IST) devido a várias razões, incluindo: parcerias múltiplas e simultâneas; utilização inconsistente do preservativo, falta de conhecimentos e competências em matéria de prevenção do VIH, para mencionar algumas (OMS/ONUSIDA, 2012). É indicado que a prevalência do VIH entre as trabalhadoras do sexo em todas as regiões é de 11,8%; e 36% de prevalência do VIH na África Subsariana (Baral et al, 2012). Um estudo realizado em Dar es Salaam, na Tanzânia, indica que as trabalhadoras do sexo têm uma prevalência de VIH de 31,4%. A realização de intervenções especiais para este grupo tem por objetivo reduzir a incidência do VIH e de outras IST nas trabalhadoras do sexo.

Ao longo dos anos, as trabalhadoras do sexo têm feito parte de grupos marginalizados com acesso limitado aos serviços de saúde; educação adequada sobre a prevenção do VIH, cuidados, tratamento e outras intervenções de apoio. A literatura indica que as trabalhadoras do sexo têm sido estigmatizadas, discriminadas, violadas física, mental e sexualmente pelas comunidades e pelos prestadores de cuidados de saúde, o que, por sua vez, as fez evitar o acesso aos serviços de saúde como os outros (Jeal e Salisbury, 2004; Ghimire, 2009; Ghimire et al, 2011; Phrasisombath et al, 2012). Esta situação aumentou a sua vulnerabilidade ao VIH e a outras infecções sexualmente transmissíveis (OMS/ONUSIDA, 2012).

As trabalhadoras do sexo recebem clientes das comunidades. As parcerias sexuais múltiplas e simultâneas praticadas pelas trabalhadoras do sexo aumentam a cadeia de transmissão do VIH e de outras IST de um indivíduo para outro. Embora existam locais e pessoas conhecidas como trabalhadoras do sexo, é difícil chegar diretamente aos clientes porque a maioria dos homens das comunidades não se sente à vontade para se associar a trabalhadoras do sexo.

Por conseguinte, é mais fácil chegar a trabalhadoras do sexo conhecidas que, por sua vez, chegarão aos seus clientes.

2.6 O défice de conhecimentos

Várias literaturas escreveram sobre as trabalhadoras do sexo e a utilização de serviços de saúde em estabelecimentos de saúde, mas poucas mencionaram o facto de as trabalhadoras do sexo revelarem as suas identidades como trabalhadoras do sexo quando procuram serviços de saúde noutros países. No entanto, na Tanzânia, a literatura sobre a revelação da identidade das trabalhadoras do sexo quando procuram serviços de prevenção do VIH é limitada.

CAPÍTULO 3

3.0 METODOLOGIA

3.1 Área de estudo

Este estudo de investigação foi realizado no Conselho Municipal de Temeke, Dar es Salaam. O Conselho Municipal de Temeke é um dos três municípios de Dar es Salaam, os outros incluem Kinondoni e Ilala. O conselho tem 30 bairros com um total de 1 368 881 habitantes (669 056 homens; 699 825 mulheres) (URT/NBS 2013). Quase metade da população (49%) está envolvida no sector informal, incluindo: um quinto no sector dos serviços, 13% na agricultura e na pecuária; e outros 18% noutras formas de emprego. O município tem enfrentado o desafio do aumento da população que, por sua vez, coloca desafios na projeção das necessidades de prestação de serviços. Por exemplo, o Conselho Municipal de Temeke contribuiu sozinho para 39% da emigração da população de Dar es Salaam (Conselho Municipal de Temeke, 2010).

3.2 Conceção do estudo

A investigação aplicou um inquérito transversal para determinar as razões que influenciaram as trabalhadoras do sexo a revelar as suas identidades como trabalhadoras do sexo quando procuram serviços de prevenção do VIH em unidades de saúde em Dar es Salaam.

3.3 População do estudo

O estudo de investigação teve como alvo as trabalhadoras do sexo. Os critérios de inclusão incluíam:

- Trabalhadoras do sexo com idade igual ou superior a 18 anos
- Trabalhadoras do sexo que vivem apenas em Temeke
- Trabalhadoras do sexo que ainda estão a fazer trabalho sexual.

Estes critérios de seleção facilitaram: (1) minimizar as possibilidades de recrutar FSW de outros distritos não visados (2) obter a informação atual sobre as práticas de divulgação das FSW (3) obter FSW que não precisariam do consentimento dos seus pais e/ou tutores, ou seja, raparigas menores de 18 anos. Os resultados relativos à idade, no entanto, utilizaram a faixa etária padrão a partir dos 15 anos. As trabalhadoras do sexo reformadas, as FSW com menos de 18 anos e as FSW que confirmaram viver noutros distritos que não Temeke foram excluídas do estudo.

3.4 Tamanho da amostra

A dimensão da amostra foi calculada utilizando a seguinte fórmula: (Bernard, 2006)

$$n = \frac{z^2 p\,(100-p)}{d^2}$$

Considerando que;

z= o desvio normal padrão que corresponde a um nível de significância estatística de 5% é 1,96 p= a proporção de TSF que não revelaram o seu estatuto foi de 62% (Jeal, 2004)

d = a margem de erro atribuída é de 5%

$$\text{Thus: } n = \frac{1.96^2 x\ 62\ (100-62)}{5^2}$$

A dimensão da amostra para as FSW foi de 360

3.5 Técnicas de amostragem

O estudo de investigação aplicou técnicas de amostragem aleatória simples e de amostragem orientada para os inquiridos.

Foi utilizada a técnica de amostragem aleatória simples (Bernard, 2006) para selecionar os municípios em Dar es Salaam, ou seja, o Conselho Municipal de Temeke, Dar es Salaam, onde o estudo foi realizado. O investigador principal utilizou três folhas de papel com os nomes dos municípios. Baralhou os papéis e escolheu um papel. O nome escrito do município era Município de Temeke.

3.5.1 Técnica de amostragem orientada pelo inquirido

O processo começou com o recrutamento de um pequeno número de participantes selecionados de forma não aleatória, "sementes". As três (3) "sementes" recrutadas, ou seja, trabalhadoras do sexo, foram utilizadas para recrutar outras trabalhadoras do sexo para o estudo (Ma et al, 2007). Estas "sementes" de TSF foram recrutadas nas redes do Projeto ROADSII através de pessoas de contacto.

Esta técnica de amostragem foi aplicada para recrutar trabalhadoras do sexo de diferentes redes das "sementes". O investigador principal deu às "sementes" cupões codificados de forma única para recrutar três outras colegas TSF de cada uma das suas redes. As MTS recrutadas de cada uma das "sementes" foram consideradas a primeira "vaga" de participantes. Cada participante da primeira vaga que completou o estudo de investigação recebeu então cinco (5) cupões fixos para recrutar outros pares para o estudo. As vagas sucessivas de recrutamento continuaram até atingir 311 inquiridos (Heckathorn, 1997; Mmbaga et al, 2012).

3.6 Procedimentos de recolha de dados

O estudo de investigação recolheu dados de fontes de dados secundárias e primárias. O investigador principal realizou uma análise documental da literatura anterior para recolher dados secundários e um inquérito no terreno para recolher dados primários. O estudo de investigação recolheu informações no terreno junto de FSWs em Temeke entre 27th fevereiro e 30th março de 2015.

3.6.1 Técnicas de recolha de dados primários

O estudo de investigação utilizou a técnica de entrevista individual para recolher dados das "sementes" e de outras vagas de TSF recrutadas. O investigador principal e os assistentes de investigação utilizaram questionários para colocar as questões principais e recolher mais informações dos inquiridos. Todas as entrevistas foram efectuadas na língua suaíli.

3.6.2 Instrumentos de recolha de dados primários

Foi utilizado um questionário semi-estruturado com perguntas fechadas e abertas para recolher dados dos inquiridos. Os assistentes de investigação e o investigador principal fizeram perguntas aos inquiridos e preencheram as respostas nestes questionários. Todos os questionários foram primeiramente produzidos em inglês e depois traduzidos para suaíli. Este facto facilitou a compreensão das perguntas durante a entrevista.

3.6.3 Recrutamento e formação de assistentes de investigação

Foram recrutados três assistentes de investigação para apoiar o investigador principal na recolha de dados no terreno junto dos inquiridos. Os critérios de recrutamento basearam-se nas suas experiências anteriores na recolha de dados, de preferência junto de trabalhadoras do sexo; nas suas competências académicas em investigação em saúde pública e/ou ciências sociais; e nas suas experiências em aconselhamento. Estes conjuntos de competências e experiências foram tidos em conta para garantir a qualidade dos dados recolhidos e a capacidade de lidar com quaisquer encontros psicológicos dos participantes no estudo durante o exercício de recolha de dados. Após o recrutamento, os assistentes de investigação foram actualizados durante dois dias sobre a forma de fazer perguntas e preencher os questionários.

3.6.4 Pré-teste

Foi realizado um pré-teste no Conselho Municipal de Kinondoni para verificar se o instrumento podia ser utilizado na recolha de dados. Os assistentes de investigação e o investigador principal verificaram se as perguntas eram capazes de facilitar a recolha da informação relevante e desejada. Foram entrevistadas sete (7) trabalhadoras do sexo e as suas respostas foram comparadas com as perguntas para ver se tinham sido bem compreendidas pelos inquiridos. Foram feitas as alterações necessárias para tornar o questionário significativo antes do exercício efetivo da investigação. Os questionários de recolha de dados continham perguntas principais e perguntas de sondagem para clarificação de conceitos e informações.

3.7 Variáveis

O estudo de investigação tem variáveis independentes e dependentes. Estas variáveis são: a) **Variável dependente:** foram as trabalhadoras do sexo que revelaram a sua identidade como trabalhadoras do sexo (sim ou não).

b) **Variáveis independentes:** incluíam: caraterísticas sócio-demográficas (idade, educação, estado civil, nível de educação e religião), tipo e/ou nível preferido de instalações de saúde; consenso psicológico da fonte de rendimento das FSW (sim ou não), custo de substituição dos serviços, confidencialidade por parte dos prestadores de cuidados de saúde, aconselhamento de iniciação médica.

3.8 Análise de dados

O processamento e a análise dos dados foram efectuados com recurso ao Statistical Package for Social Sciences (SPSS) versão 20. O investigador principal determinou a associação entre as variáveis independentes e a revelação das identidades das FSW utilizando o teste do Qui-quadrado de Mantel-Haenszel, em que p é < 0,05. Foram utilizados Odds ratios (AOR) ajustados e intervalos de confiança (IC) de 95% para analisar os dados.

3.9 Considerações éticas

O estudo obteve autorização ética do Senado, do Comité de Investigação e Publicações da Universidade Muhimbili e Ciências Afins (MUHAS). Em seguida, o investigador principal obteve autorização para realizar o estudo junto do Diretor Executivo da Unidade (WEO) da Unidade de Mtoni.

Inicialmente, foi obtido um consentimento informado por escrito de todos os participantes no estudo. Todos os participantes recrutados foram informados sobre o objetivo do estudo e sobre os seus direitos enquanto participantes no estudo. Esses direitos incluíam: participação voluntária, confidencialidade, anonimato e possibilidade de se retirar do estudo sem repercussões. Para garantir a confidencialidade, o nome dos participantes não aparece no questionário (instrumento de recolha de dados) e/ou durante a discussão da investigação. Cada participante no estudo recebeu um formulário de consentimento para assinar como prova de aceitação da participação após ter compreendido os seus direitos. Durante a entrevista, os investigadores observaram a reação dos inquiridos às perguntas. Quando o inquirido se mostrava hesitante ou tinha dúvidas, os investigadores davam-lhe tempo para pensar e responder; e perguntavam-lhe se se sentia à vontade para responder ou se não queria fazer a pergunta. Este processo foi adotado para garantir que os participantes não tivessem problemas psicológicos.

Os participantes foram informados sobre as vantagens do estudo. Estas incluíam a utilização da informação recolhida para informar o Governo e os parceiros de desenvolvimento sobre a necessidade de melhorar os serviços de saúde de fácil utilização para a população chave.

3.10 Limitações do estudo

Este estudo de investigação foi confrontado com limitações. Entre as limitações estão: o estudo analisou dados utilizando alguns estudos de outros países que "legalizaram o trabalho sexual" ou licenciaram, por exemplo, a Índia, ao contrário da Tanzânia, onde o trabalho sexual é clandestino e ilegal. As diferenças contextuais e legais podem ter contribuído para a forma como os trabalhadores do sexo respondem aos serviços de saúde. No entanto, apesar das diferenças legais e contextuais entre os países, o estudo utilizou esses estudos para retratar informações importantes sobre a prática da revelação das identidades das TSF.

O estudo também não analisou a situação do VIH e de outras ISTs entre as trabalhadoras do sexo que procuram serviços nas unidades de saúde. Isto deve-se ao facto de essa informação estar disponível num estudo recentemente realizado sobre trabalhadoras do sexo em Dar es Salaam (NACP, 2013).

O estudo não mediu o resultado da revelação da identidade das trabalhadoras do sexo nas unidades de saúde. No entanto, o estudo forneceu os serviços de saúde esperados que as trabalhadoras do sexo provavelmente receberiam após a revelação da sua identidade.

O estudo não incluiu as trabalhadoras do sexo com menos de 18 anos de idade e as reformadas do trabalho sexual. O estudo compreende que os grupos excluídos podem ter contribuído para o estudo. No entanto, a sua exclusão deveu-se à necessidade de o investigador principal dispor de informação actualizada sobre práticas de divulgação e considerações éticas para as pessoas com menos de 18 anos de idade.

Este estudo não analisou as razões intermédias que influenciaram as trabalhadoras do sexo a revelarem as suas identidades como trabalhadoras do sexo quando procuram serviços de prevenção do VIH nas unidades de saúde de Dar es Salaam. No entanto, o estudo reconheceu o seu contributo para a melhoria dos serviços de saúde prestados à população chave, incluindo as trabalhadoras do sexo.

CAPÍTULO 4

4.0 RESULTADOS

4.1 Caraterísticas sócio-demográficas da população em estudo

A população do estudo era constituída por 311 trabalhadoras do sexo do município de Temeke, na região de Dar es Salaam. A cobertura foi de 86,1% (311/360). A idade das inquiridas variava entre os 18 e os 38 anos, com um intervalo interquartil mediano (IQR) de 25 (23 - 28). Os resultados mostraram que (73,0%) das mulheres trabalhadoras do sexo inquiridas eram solteiras. Outras (14,5%) trabalhadoras do sexo eram coabitantes, (8,4%) divorciadas, (2,6%) casadas e (1,5%) viúvas. Cerca de quarenta e nove (48,9%) MTS frequentaram ou concluíram o ensino primário; (37,9%) frequentaram ou concluíram o ensino secundário normal; e apenas (10,6%) não tinham qualquer educação formal. Do total de 311, (72,7%) das MTS eram muçulmanas, (25,1%) eram cristãs e (2,2%) não tinham religião ou não tinham a certeza da religião a que pertenciam.

O estudo mostrou que (79,4%) das trabalhadoras do sexo utilizavam o trabalho sexual como principal fonte de rendimento, contra (20,6%) das trabalhadoras do sexo que responderam que o trabalho sexual não era a sua principal fonte de rendimento (Quadro 1).

Quadro 1: Caraterísticas sócio-demográficas da população em estudo (n=311)

Variável	Frequência	Percentagem
Faixa etária (em anos)		
15-19	17	5.5
20-24	110	35.4
25-29	123	39.5
≥30	61	19.6
Estado civil		
Individual	227	73.0
Casado	8	2.6
Divórcio	26	8.4
Viúva	5	1.5
Coabitação	25	14.5
Nível de educação		
Sem educação formal	33	10.6
Ensino primário	152	48.9
Nível ordinário	118	37.9
Nível elevado	7	2.3
Colégio/Universidade	1	0.3
Religião		
Muçulmano	226	72.7

cristão	78	25.1
Sem religião	7	2.2
Trabalho sexual como principal fonte de rendimento		
Sim	247	79.4
Não	64	20.6

4.2 Mulheres trabalhadoras do sexo visitadas nas unidades de saúde e que revelaram as suas identidades Este estudo relata 231 mulheres trabalhadoras do sexo que procuraram serviços de prevenção do VIH nas unidades de saúde nos últimos três meses. Entre as TSF que procuraram estes serviços nas unidades de saúde, (58,9%) confirmaram ter revelado a sua identidade como trabalhadoras do sexo (Figura 1).

Figura 1: Mulheres trabalhadoras do sexo visitadas nas unidades de saúde e reveladas (n=231)

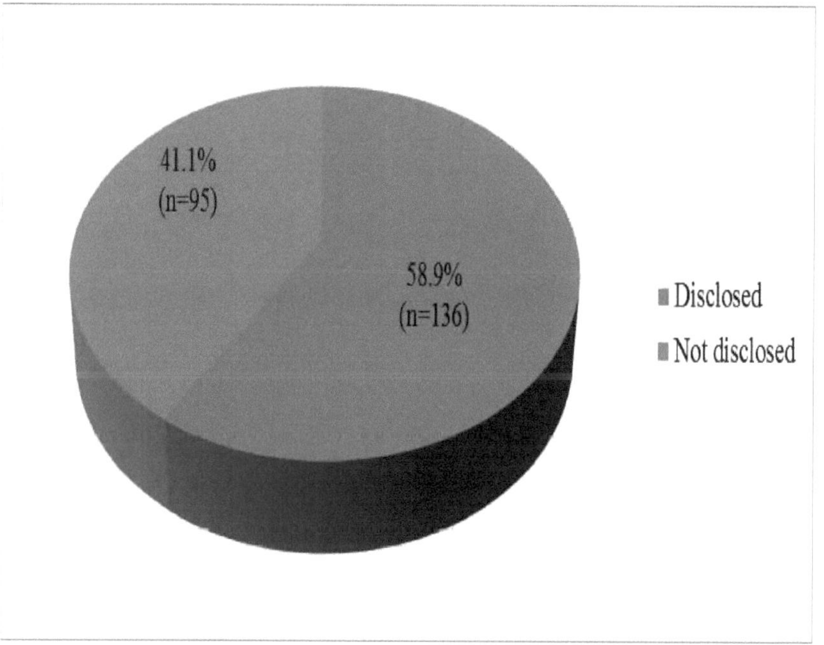

4.3 Razões para as trabalhadoras do sexo revelarem as suas identidades nas unidades de saúde

A maioria das MSF revelou a sua identidade como trabalhadoras do sexo devido à acessibilidade dos serviços e à garantia de confidencialidade das MSF, 52% e 41%, respetivamente. Outros factores para a revelação incluíram: os médicos perguntam ao cliente, as MSF desejam obter um serviço de qualidade, as MSF foram aconselhadas pelos programas anteriores sobre a importância da revelação, e as MSF decidiram revelar, 13%, 13%, 12% e 5%, respetivamente (Figura 2).

Figura 2: Razões para as trabalhadoras do sexo revelarem as suas identidades nos serviços de saúde (n=231)

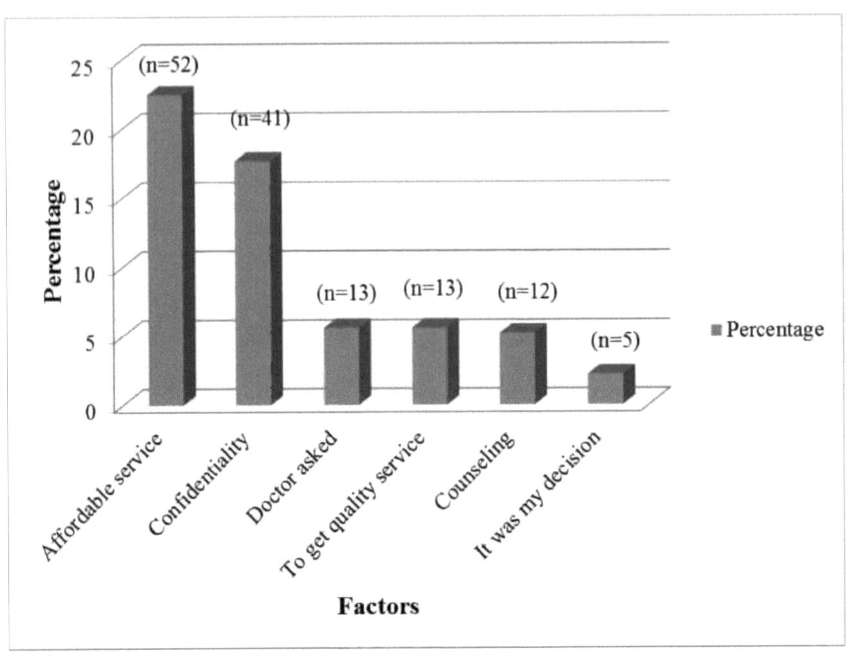

4.4 Associação entre caraterísticas sócio-demográficas e divulgação

Os resultados mostram que a proporção de revelação de identidades foi significativamente mais elevada entre as trabalhadoras do sexo solteiras do que entre as casadas, 63,8% (111/174) e 66,7% (2/3), respetivamente, com (p = 0,04). Os resultados também mostram que a proporção de revelação de identidades foi significativamente mais elevada entre as trabalhadoras do sexo muçulmanas do que entre as cristãs, 66,7% e 38,3%, respetivamente, com (p = 0,001). Além disso, os resultados mostram que a proporção de revelação da identidade foi significativamente mais elevada entre as trabalhadoras do sexo que utilizam o trabalho sexual como principal fonte de rendimento do que entre as que não o utilizam, 63,6% e 36,6%, respetivamente, com (p = 0,002). Outras caraterísticas sócio-demográficas não parecem afetar a decisão de divulgação (Quadro 2).

Quadro 2: Associação entre as caraterísticas sócio-demográficas e a divulgação (n=231)

Variável	Divulgado Não (%)	Não divulgado Não (%)	Total	P-*Valor*
Faixa etária (em anos)				
15-19	5 (71.4)	2 (28.6)	7	
20-24	50 (61.0)	32 (39.0)	82	
25-29	56 (59.6)	38 (40.4)	94	
≥33	25 (52.1)	23 (47.9)	48	0.67

Estado civil				
Individual	111 (63.8)	63 (36.2)	174	
Casado	2 (66.7)	1 (33.3)	3	
Divórcio	8 (47.1)	9 (52.9)	17	
Viúva	3 (75.0)	1 (25.0)	4	
Coabitação	12 (36.4)	21 (63.6)	33	0.04
Nível de educação				
Sem educação formal	10 (52.6)	9 (47.4)	19	
Ensino primário	60 (53.1)	53 (46.9)	113	
Nível ordinário	61 (65.6)	32 (34.4)	93	
Nível elevado	5 (83.3)	1 (16.7)	6	0.17
Colégio/Universidade				
Religião				
Muçulmano	110 (66.7)	55 (33.3)	165	
cristão	23 (38.3)	37 (61.7)	60	
Sem religião	3 (50.0)	3 (50.0)	8	0.001
O trabalho sexual como principal fonte de rendimento				
Sim	119 (63.6)	68 (36.4)	187	
Não	17 (36.6)	27 (61.4)	44	0.002

4.5 Associação entre a revelação e os estabelecimentos que prestam serviços de prevenção do VIH

O estudo indica que a maioria das trabalhadoras do sexo visitou as unidades de saúde do Governo do que as unidades de saúde privadas, 63,6% e 16,9%, respetivamente. O estudo também mostra que as trabalhadoras do sexo que visitaram o hospital são a maioria (41,1%) do que as que visitaram outros níveis de unidades de saúde.

A análise de associação mostrou que a proporção de revelação de identidades foi significativamente maior entre as trabalhadoras do sexo que visitaram as unidades de saúde do Governo do que as que visitaram as unidades de saúde privadas, 79,6% e 10,3%, respetivamente, com (p < 0,001). Além disso, os resultados mostram que a proporção de revelação foi significativamente maior entre as trabalhadoras do sexo que visitaram o hospital do que o dispensário, 78,9% e 18,6%, respetivamente, com (p < 0,001) (Tabela 3).

Quadro 3: Associação entre a divulgação e os estabelecimentos que prestam serviços de VIH (n=231)

Variável	Alguma vez revelou ao serviço de saúde			
	Divulgado Não (%)	**Não divulgar** Não (%)	**Total**	**Valor P**
Tipos de estabelecimentos de saúde (n=231)				
Governo	117 (79.6)	30 (20.4)	147	

Privado	4 (10.3)	35 (89.7)	39	
Missionário	5 (15.6)	27 (84.4)	32	
Projeto de saúde	10 (76.9)	3 (23.1)	13	**<0.001***
Nível das instalações				
Hospital	75 (78.9)	20 (21.1)	95	
Centro de saúde	48 (72.7)	18 (27.3)	66	
Dispensário	13 (18.6)	57 (81.4)	70	**<0.001***

4.6 Análise multivariada da associação entre a revelação e os estabelecimentos que prestam serviços de VIH

A análise multivariada da associação entre a revelação e os estabelecimentos que prestam serviços de prevenção do VIH mostrou que as MTS que procuram serviços de prevenção do VIH em estabelecimentos privados (AOR = 0,06, IC 95% = 0,02 - 0,20), em estabelecimentos missionários (AOR = 0,08, IC 95% = 0,02-0,27) e as que frequentam os serviços estavam independentemente associadas à revelação. Outras covariáveis incluídas não pareceram afetar a decisão de divulgação.

Quadro 4: Análise multivariada da associação entre a divulgação e os estabelecimentos preferidos que prestam serviços de prevenção do VIH (n=231)

Alguma vez revelou ao prestador de cuidados de saúde				
Variável	**Divulgado Não (%)**	**Não divulgado Não (%)**	**AOR (IC95%)**	***Valor P***
Tipos preferidos de instalações sanitárias (n=231)				
Governo	117 (79.6)	30 (20.4)	-	-
Privado	4 (10.3)	35 (89.7)	0.06 (0.02-0.20)	<0.001
Missionário	5 (15.6)	27 (84.4)	0.08 (0.02-0.27)	<0.001
Projeto de saúde	10 (76.9)	3 (23.1)	1.19 (0.25-5.64)	0.824
Nível preferido de instalações				
Hospital	75 (78.9)	20 (21.1)	-	-
Centro de saúde	48 (72.7)	18 (27.3)	1.59 (0.63-3.99)	0.326
Dispensário	13 (18.6)	57 (81.4)	0.31 (0.11-0.90)	0.030

CAPÍTULO 5

5.0 DISCUSSÃO

5.1 . Razões para as trabalhadoras do sexo revelarem os seus dados nas unidades de saúde

Este estudo registou que cerca de metade das trabalhadoras do sexo revelaram a sua identidade como trabalhadoras do sexo nas unidades de saúde. Um caso semelhante é observado na Jamaica, onde quase metade das trabalhadoras do sexo que procuram serviços de prevenção do VIH nas unidades de saúde revelaram a sua identidade a médicos, enfermeiros e/ou outros quadros (Brown. et at, 2012).

Há várias razões que influenciaram as trabalhadoras do sexo a revelarem a sua identidade como trabalhadoras do sexo nas unidades de saúde de Dar es Salaam. Este estudo mostrou que a maioria das TSF revelou a sua identidade como trabalhadora do sexo devido à acessibilidade dos serviços e à garantia de confidencialidade e de não julgamento por parte dos profissionais de saúde. Outras revelaram a sua identidade como trabalhadoras do sexo nas unidades de saúde em resultado da sua decisão de revelar, ou depois de terem sido solicitadas pelos médicos e de esperarem serviços de qualidade.

A literatura de outros países em vias de desenvolvimento, discutida a seguir, apresenta um quadro semelhante sobre as razões que influenciaram as trabalhadoras do sexo a revelar a sua identidade como trabalhadoras do sexo. Alguns destes estudos são de ambientes onde o trabalho sexual é legal, ao contrário da Tanzânia. Alguns estudos indicam que muitos destes serviços se centram nas trabalhadoras do sexo e, nalguns países, são programas específicos apoiados por governos e/ou parceiros de desenvolvimento (Richter, 2013, Scorgie, 2011). No entanto, retratam informações importantes sobre as razões que influenciam a revelação das mulheres trabalhadoras do sexo.

Um estudo realizado em Andhra Pradesh, na Índia, registou um número significativo de trabalhadoras do sexo que concordaram em revelar as suas identidades como trabalhadoras do sexo quando acederam aos serviços de saúde. O estudo mencionou a garantia de confidencialidade às trabalhadoras do sexo por parte dos prestadores de cuidados de saúde, o baixo custo dos serviços, o ambiente livre de estigma e os preservativos gratuitos como razões que contribuíram para que as trabalhadoras do sexo revelassem as suas identidades. O estudo explicou ainda outros esforços, como a educação e a motivação das trabalhadoras do sexo, como razoes importantes que levaram as trabalhadoras do sexo a aceder e a revelar as suas identidades nas unidades de saúde. Como resultado, o estudo mostrou que 1627 trabalhadoras do sexo revelaram a sua identidade como trabalhadoras do sexo em 2007 e mais de 15.000 trabalhadoras do sexo revelaram a sua identidade em 2010 (Kokku., et al., 2010).

Um projeto implementado em Myanmar pela PSI, com o patrocínio da USAID, retrata outro quadro positivo que mostra as razões que levaram as trabalhadoras do sexo a revelar a sua identidade como trabalhadoras do sexo. O projeto mencionou a prestação de serviços de qualidade, sem estigmas e sem juízos de valor por parte dos prestadores de cuidados de saúde como uma das razões importantes para a revelação da identidade das trabalhadoras do sexo. O projeto relatou cerca de 43.320 TSF que se registaram para actividades baseadas em centros (o que implica que as trabalhadoras do sexo conseguiram revelar as suas identidades como trabalhadoras do sexo) (Ditmore, 2011).

Um estudo efectuado no Uganda mostrou outro exemplo de trabalhadoras do sexo que revelaram a sua identidade quando procuraram serviços de saúde sexual e reprodutiva (SSR) nas unidades de saúde. O estudo referiu que os esforços combinados, ou seja, as campanhas de sensibilização e educação da comunidade e a introdução de serviços de fácil utilização, eram razões importantes que contribuíam para que as trabalhadoras do sexo revelassem as suas identidades nas unidades de saúde. O estudo registou 51 TSF que revelaram as suas identidades nos centros de ATV em 2001 e 96 TSF em 2009 (Jitta & Okello, 2010). Além disso, o estudo de Bodkin e colegas relatou um aumento do número de MTS que revelaram as suas identidades quando procuraram serviços de saúde, incluindo serviços de prevenção do VIH, devido à redução do ambiente de não julgamento e estigmatização anteriormente retratado pelos profissionais de saúde e pela força policial (Bodkin et al., 2015).

Este estudo defende, portanto, que as razões mencionadas para influenciar as trabalhadoras do sexo a revelarem as suas identidades são semelhantes e importantes, independentemente das diferenças geográficas e legais. Estas razões constituem algumas recomendações das diretrizes da ONUSIDA, da OMS e do NACP sobre serviços para populações-chave, segundo as quais estes devem promover serviços de fácil utilização, livres de estigma e acessíveis para as TS que, por sua vez, levariam ao acesso das TS e à revelação das suas identidades como trabalhadoras do sexo quando procuram serviços de prevenção, cuidados e tratamento do VIH (NACP 2014; ONUSIDA 2009; OMS 2005; Moor, 2003).

5.2 Associação entre a divulgação e as caraterísticas sócio-demográficas

Este estudo registou uma associação importante entre algumas das caraterísticas sociodemográficas das trabalhadoras do sexo e a revelação das identidades entre elas. Especificamente, o estudo indicou que o estado civil, ou seja, solteiras (nunca casadas) e o facto de terem um consenso psicológico sobre o trabalho sexual como principal fonte de rendimento, têm uma associação significativa com a capacidade e a vontade das trabalhadoras do sexo de revelarem as suas identidades como trabalhadoras do sexo.

5.2.1 Associação entre a divulgação e o trabalho sexual como principal fonte de rendimento

As mulheres que têm consenso psicológico sobre a sua fonte de rendimento são susceptíveis de revelar as suas identidades, quer quando lhes é perguntado, quer por decisão própria. Estas mulheres incluem a maioria das trabalhadoras do sexo envolvidas em diferentes estudos em África e noutros continentes (Jitta & Okello, 2010, Jeal e Sulisbury, 2004, Sibongile et al, 2013). Com outras razões de apoio, incluindo estruturais nas unidades de saúde, as trabalhadoras do sexo mostraram a sua vontade de revelar nas unidades de saúde (Kokku et al, 2014). No entanto, em estudos como o de Scorgie e colegas, argumenta-se que as mulheres que têm fontes mistas de rendimento, incluindo o trabalho sexual, raramente se auto-identificam ou são identificadas pelos seus clientes como trabalhadoras do sexo. A maioria é designada como "namoradas" (Scorgie et al, 2011). Da mesma forma, na Tanzânia, um estudo efectuado por Magania e colegas sugere que é pouco provável que os jovens que se envolvem em relações casuais sejam designados como trabalhadores do sexo (Magania.et al, 2007). Este estudo sugere, portanto, que, pelo facto de as mulheres não se identificarem como trabalhadoras do sexo, é difícil para elas dizerem aos outros que são trabalhadoras do sexo. Isto também é verdade quando acedem às unidades de saúde para receber serviços de prevenção do VIH. Assim, a associação entre a revelação e a fonte de rendimento tem origem no facto de as mulheres que dependem do trabalho sexual como principal fonte de rendimento reconhecerem a sua posição como trabalhadoras do sexo. Por conseguinte, estão dispostas a revelar as suas identidades quando lhes é perguntado ou por decisão da unidade de saúde.

5.2.2 Associação entre o estado civil solteiro e a revelação

Sabe-se que o estigma e a discriminação da comunidade deixam às trabalhadoras do sexo uma oportunidade limitada de revelarem a sua identidade como trabalhadoras do sexo. Isto é ainda mais difícil para as trabalhadoras do sexo que têm relações, ao contrário das que são solteiras, devido à violência e à vergonha que podem encontrar por parte dos parceiros e das comunidades circundantes. O estudo no Ruanda mostrou que as trabalhadoras do sexo estavam mais dispostas a informar os seus parceiros de que eram trabalhadoras do sexo. No entanto, devido ao medo da violência e da discriminação por parte da sociedade, a maioria optou por não revelar as suas identidades e o seu estado de VIH (Veldhuijzen. et al., 2013). Este estudo sugere que as trabalhadoras do sexo que são solteiras podem ter mais facilidade em revelar as suas identidades. Isto não se deve ao facto de não enfrentarem discriminação por parte das comunidades, mas porque é improvável que sintam vergonha por não serem parceiras infiéis. A maioria das trabalhadoras do sexo solteiras tem relações sexuais casuais com diferentes parceiros (Magania. et al, 2007).

5.3 Associação entre a divulgação e a preferência por estabelecimentos de saúde que prestam serviços de prevenção do VIH

O presente estudo observou uma grande diferença na probabilidade de revelação entre as MTS que acederam aos serviços de prevenção do VIH nas unidades de saúde públicas e as que foram visitadas nas unidades de saúde privadas. Especificamente, os resultados mostraram que a proporção de mulheres trabalhadoras do sexo que revelaram a sua identidade foi significativamente mais elevada entre as que acederam aos serviços de prevenção do VIH nas unidades de saúde do Governo do que entre as que visitaram as unidades de saúde privadas. Os resultados também mostraram que a proporção de revelação de identidades entre as trabalhadoras do sexo foi significativamente mais elevada entre as que acederam aos serviços a nível hospitalar do que a outros níveis de estabelecimentos de saúde. Esta diferença pode significar que as FSW têm confiança e uma atitude positiva em relação aos serviços prestados nos estabelecimentos de saúde públicos e hospitalares. No entanto, outros factores também se podem aplicar, ou seja, a falta ou ausência de serviços de incentivo nas unidades de saúde privadas e noutros níveis e apoio específico às unidades que prestam serviços a trabalhadoras do sexo.

Em muitos países em desenvolvimento, as intervenções centradas nas trabalhadoras do sexo não têm a escala adequada e não estão localizadas em sítios específicos devido a muitos factores, incluindo limitações estruturais e recursos limitados (Chersich.et al, 2012). Se as instalações apoiadas forem públicas e/ou hospitalares, é provável que os serviços para as trabalhadoras do sexo nessas instalações sejam melhores do que naquelas que não são objeto de apoio. O estudo de Kokku e colegas relatou este quadro sobre as TSF que se sentiam mais confiantes para visitar e revelar o seu sexo em unidades de saúde públicas do que em unidades de saúde privadas (Kokku., et al., 2014). As trabalhadoras do sexo que eram servidas pelas unidades de saúde do Governo estavam mais confiantes para revelar e continuar com os serviços nessas unidades do que outras. Um caso semelhante é mostrado na África do Sul, onde as trabalhadoras do sexo de uma província aceitaram os serviços e estavam mais dispostas a revelar nesses estabelecimentos do que noutros. O programa forneceu serviços de saúde sensíveis e sem julgamentos às trabalhadoras do sexo que revelaram o seu envolvimento, o que, por sua vez, aumentou a sua aceitabilidade pelas trabalhadoras do sexo (Richter, 2013).

No entanto, o quadro anteriormente explicado não é semelhante em todos os países, particularmente nos países africanos. Isto é verdade, como explicado no estudo realizado no Zimbabué, onde as trabalhadoras do sexo continuam hesitantes e acedem e revelam mais frequentemente em unidades de saúde privadas do que em hospitais públicos. As trabalhadoras do sexo neste país ainda se deparam com humilhações por parte dos profissionais de saúde que as impedem de revelar as suas identidades como trabalhadoras do sexo (Sibongile et al, 2013). Além disso, no Ruanda, as trabalhadoras do sexo sentem-se pouco à vontade para aceder e revelar os seus serviços de saúde nas clínicas públicas, onde recebem serviços a preços acessíveis. As trabalhadoras do sexo preferem as clínicas privadas. As razões mencionadas para tal decisão são: o sentimento de não serem respeitadas pelos prestadores de cuidados de saúde e a vergonha de revelar o seu estado de saúde nas clínicas públicas (Veldhuijzen. et al., 2013).

Com estas conclusões, o estudo argumenta que continua a ser um desafio para o Governo e para o sector privado manter e/ou melhorar os serviços aceitáveis e acessíveis para as TSF, para que elas possam manter a confiança para revelar e atitudes positivas em relação aos serviços prestados. Uma forma pode ser a prestação de serviços sem estigmas, sem julgamentos e acessíveis (URT, 2008; NACP 2014).

CAPÍTULO 6

6.0 CONCLUSÕES E RECOMENDAÇÕES

6.1 Conclusões

Os resultados do presente estudo permitem tirar as seguintes conclusões.

1. Cerca de metade das trabalhadoras do sexo não revelaram a sua identidade como trabalhadoras do sexo quando procuraram serviços de prevenção do VIH em estabelecimentos de saúde em Dar es Salaam, apesar da acessibilidade dos serviços e da garantia de confidencialidade por parte dos prestadores de cuidados de saúde.

2. No caso das MTS que revelaram a sua identidade como trabalhadoras do sexo, a proporção de revelação foi significativamente mais elevada entre as que procuraram serviços de prevenção do VIH nas unidades de saúde do Governo e a nível hospitalar do que entre as que procuraram serviços semelhantes nas unidades de saúde privadas e noutros níveis de unidades.

3. O consenso conjugal e psicológico sobre a utilização do trabalho sexual como principal fonte de rendimento foi significativamente associado à revelação das identidades das TSF como trabalhadoras do sexo nas unidades de saúde.

6.2 Recomendações

1. O estudo recomenda intervenções abrangentes de educação para a saúde e de capacitação das FSW, a fim de melhorar a revelação das suas identidades nas unidades de saúde. Estas intervenções devem ser associadas à promoção e prestação de serviços de saúde aceitáveis (sem estigma e sem juízos de valor), acessíveis, económicos e de qualidade nos serviços de saúde. .

2. É necessária mais investigação para avaliar a revelação de identidades por parte das trabalhadoras do sexo quando procuram serviços de prevenção do VIH em unidades de saúde noutros municípios de Dar es Salaam e noutras regiões da Tanzânia.

REFERÊNCIAS

1. Abel G, Fitzgerald L. Risk and risk management in sex work post - Prostitution reform act: a public health perspective. In: Abel G, Fitzgerald L, Healey C, Taylor A, editores. Taking the crime out of sex work. New Zealand sex worker's fight for decriminalization (A luta dos trabalhadores do sexo da Nova Zelândia pela descriminalização). Bristol: Policy Press; 2010.

2. Alemayehu M, Aregay A. Revelação do VIH aos parceiros sexuais e factores associados entre as mulheres que frequentam a clínica de TARV no hospital de Makelle, no Norte da Etiópia. BMC Public Health Research. 2014; 14(746): 1-7.

3. Balfour R, Allen J. A Review of Literature on the sex workers and sexual exclusion (Revisão da literatura sobre os trabalhadores do sexo e a exclusão sexual). Londres: Inclusion Health, Ministério da Saúde. [serial online].

2014 [citado 2014 set 10]. Disponível em:

https://www.gov.uk/government/uploads/system/uploads/attachment_data/fil e/303927/A_Review_of_the_Literature_on_sex_workers_and_social_exclusi on.pdf

4. Baral S, Beyrer C, Muessig K et al. Burden of HIV among female sex workers in low income and middle income countries: A systematic review and meta-analysis. Lancet Infectious Diseases. 2012; 12 (7): 538 - 549.

5. Bernard RH, editor. Research Methods in Anthropology, Qualitative and Quantitative Approaches (Métodos de Investigação em Antropologia, Abordagens Qualitativas e Quantitativas). 4th Ed. Londres: A Division of Rowman & Littlefield Publishers Inc; 2006.

6. Bodkin K, Pike AD. Reducing stigma in health care and law enforcement: a novel approach to service provision for street level sex workers [Reduzir o estigma nos cuidados de saúde e na aplicação da lei: uma nova abordagem à prestação de serviços aos trabalhadores do sexo na rua]. Revista Internacional para a Equidade na Saúde. 2015; 14 (35): 1-7.

7. Boff A. Silêncio sobre a violência: Improving the safety of women: the policing of off-street sex work and sex trafficking in London [Melhorar a segurança das mulheres: o policiamento do trabalho sexual fora das ruas e do tráfico sexual em Londres]. Londres [serial online]. 2012 [citado 2014 Set 14] Disponível em:glaconservative.co.uk/wp- content/uploads/2012/03/Report-on-the-Safety-of-Sex-Workers-Silence-on-Violence.pdf.

8. Boudin C, Richter M. Adult, consensual sex work in South Africa - The cautionary message of criminal law and sexual morality (Trabalho sexual adulto e consensual na África do Sul - A mensagem de precaução do direito penal e da moral sexual). South African Journal on Human Rights. 2009; 25(2): 179 - 197.

9. Brown A, Bailey A et al. Layered stigma among health facility and social service staff towards most-at-risk populations in Jamaica (Estigma estratificado entre o pessoal das unidades de saúde e dos serviços sociais em relação às populações de maior risco na Jamaica). Washington DC: C-Change/FHI360; 2012.

10. Chersich MF, Luchter S et al. Intervenções prioritárias para reduzir a transmissão do VIH em contextos de trabalho sexual na África Subsariana e prestação desses serviços. Jornal da Sociedade Internacional da SIDA. 2012; 16(1): 1 - 8.

11. Chonjo PN. A qualidade da educação nas escolas primárias da Tanzânia: Avaliação das instalações físicas e dos materiais de ensino-aprendizagem. Utafiti. 1994; 1(1): 36-46.

12. Delany S, Nielson G. Female sex work: Putting the spotlight on men. AIDS Letter. 2000; Volume 8: 1-4.

13. Ditmore M. A holistic approach to HIV prevention programming for female sex workers (Uma abordagem holística dos programas de prevenção do VIH para trabalhadoras do sexo): AIDSTAR - Um foco na prevenção. USAID; 2011.

14. Evans, C, Lambert H. O que é que faz uma intervenção estrutural? Reduzir a vulnerabilidade ao VIH em contextos comunitários, com especial referência ao trabalho sexual. Saúde Pública Global. 2010; 5(5): 449 - 461.

15. Fungo C, Kisanga B. Hope to underserved high risk population in Dar es Salaam, Tanzania: Integrating family planning with HIV prevention education, health services to female sex workers. Dar es Salaam: Documento apresentado em: Conferência Nacional de Planeamento Familiar da Tanzânia; 1317 de outubro de 2013; Dar es Salaam, Tanzânia.

16. Ghimire L. Barriers to utilization of health services by female sex workers in Nepal (Barreiras à utilização de serviços de saúde por trabalhadoras do sexo no Nepal). Global Journal of Health Sciences. 2009; 1(1): 1-11.

17. Ghimire L, Smith S. Utilization of health services by female sex workers in Nepal (Utilização de serviços de saúde por trabalhadoras do sexo no Nepal). BMC Services Research. 2011; 11(79): 1-8.

18. Heckathorn, DD. Respondent driven sampling: A New approach for the study of the hidden population (Uma nova abordagem para o estudo da população oculta). 1997; 44(2): 174-198.

19. Human Rights Watch. Ameaça-nos como seres humanos: Discriminação contra trabalhadores do sexo, minorias sexuais e de género e pessoas que usam drogas na Tanzânia. EUA; 2013.

20. Ignatius E, Kokkonen M. Factores que contribuem para a auto-revelação verbal. Nordic Psychology. 2007; 59(4): 362-371.

21. Jana S, Basu I. O Projeto Sonagachi: um programa de intervenção comunitária sustentável. AIDS Education Prevention. 2004; 16(5): 405 - 414.

22. Jeal N, Salisbury C. Self-reported experiences of health services among Female Street based prostitutes: A Cross-sectional survey. British Journal of General Practice. 2004; 54(504): 515-519.

23. Jitta J, Okello M. Prevention of HIV/AIDS among female commercial sex workers in Kampala, Uganda. AMREF; 2010.

24. Kokku SB, Mahapatra B. Effects of Public Private Partnership in treatment of sexually transmitted infections among female sex workers in Andhra Pradesh, India (Efeitos da parceria público-privada no tratamento de infecções sexualmente transmissíveis entre trabalhadoras do sexo em Andhra Pradesh, Índia). Jornal de Investigação Médica da Índia. 2014; 139(2): 285 - 293.

25. Laga M, Galavotti C. The importance of sex - worker interventions: the case of Avahan in India. Sex Transmission Infection. 2010; 86 (1): 6 - 7.

26. Laga M, Vuylsteke B. Evaluating AVAHAN's design, implementation and impact: lessons learned for the HIV Prevention Community (Avaliação da conceção, implementação e impacto do AVAHAN: lições aprendidas para a comunidade de prevenção do VIH). BMC Saúde Pública. 2011; 11(6): 16.

27. Laverack G, Whipple A. The sirens' song of empowerment: a case study of health promotion and the New Zealand prostitutes collective. Global Health Promotion. 2010; 17(1): 33 - 38.

28. Ma D, Tongco C. Purposive sampling as a tool for informant selection, Ethno botany research and application. Um Jornal de Plantas, Pessoas e Investigação Aplicada. 2007; 5 (1541): 147-158.

29. Mackian S, Bedri N. Up the garden path and over the edge: Where might health seeking behavior take us? Política e planeamento da saúde: Oxford University Press. 2004; 19(3): 137 - 146.

30. Magania RK, Maman S et al. Skinning the goat and pulling the load: transactional sex among youth in Dar es Salaam, Tanzania. Cuidados com a SIDA, PubMed. 2007; 19(8): 974 - 81.

31. Mmbaga EJ, Mbulla J, et al. Sexual practices and perceived susceptibility to HIV infection among men who have sex with men in Dar es Salaam, Mainland Tanzania. AIDS & Clinical Research. 2012; 10(4172): 1-6.

32. Ministério da Saúde e da Segurança Social/ NACP. Diretrizes nacionais para um pacote abrangente de serviços de saúde e VIH. Dar es Salaam: MoHSW/ NACP; 2014.

33. Ministério da Saúde e da Segurança Social/ NACP. Formação de profissionais de saúde sobre a redução do estigma e da discriminação relacionados com o VIH e a SIDA. Dar es Salaam: MoHSW/ NACP; 2013.

34. Moor J, Ngare D. Feasibility of mobile voluntary counseling and HIV testing in (MVCT) Kenya; 2003.

35. NACP. Inquérito de vigilância comportamental e biológica do VIH entre trabalhadoras do sexo em Dar es Salaam: NACP/URT; 2010.

36. Pavia V, Segurado A. Self-disclosure of HIV diagnosis to sexual partners by heterosexual and bisexual Men: Um desafio para os cuidados e a prevenção do VIH/SIDA. Cad. Saude Publica, Rio de Janieiro; 2011; 29(9): 1699-1710.

37. Pettifor A, Beksinska ME. Elevados conhecimentos e comportamentos de alto risco: A profile of hotel based sex workers in Inner City Johannesburg. Jornal Africano de Saúde Reprodutiva. 2000; 4(2): 35-43.

38. Phrasisombath K, Faxelid E. Risk, benefits and survival strategies - views from female sex workers in Savannakhet, Laos. BMC Public Health. 2012; 12(1004): 1-12.

39. Richter, M. Characteristics, sexual behavior and access to health care services for sex workers in South Africa (Caraterísticas, comportamento sexual e acesso a serviços de cuidados de saúde para trabalhadores do sexo na África do Sul). Afrika Focus. 2013; 26(2):165-176.

40. Ruberintwari M, Fungo C. Bringing hope to sex workers' health through interpersonal network in Dar es Salaam, Tunduma, Makambako and Mwanza. Trabalho apresentado em: 1ª Conferência Africana sobre População Chave na Epidemia de VIH; 2013 julho 11- 13; MUHAS/ Universidade de Oslo.

41. Scorgie F, Chersich MF et al. Socio-demographic characteristics and behavioral risk factors of female sex workers in Sub Saharan Africa (Caraterísticas sócio-demográficas e factores de risco comportamentais das trabalhadoras do sexo na África Subsariana): A systematic review. Springer Science + Business Media. 2011 [citado 2014 Set 23] Disponível em: DOI 10.1007/s10461-011-9985-z

42. Sibongile M, Busza J. You are wasting our drugs: Barreiras dos serviços de saúde ao tratamento do VIH para trabalhadores do sexo no Zimbabué. BMC Saúde Pública, Investigação. 2013; 13(698):1-7.

43. Comissão de Reforma Legislativa da África do Sul. Infracções sexuais: Prostituição de adultos. Comissão de Reforma da Legislação da África do Sul; 2009.

44. Centro de Litigância da África Austral. Submissão à Comissão Global sobre o VIH e o Direito. In: Editor do SALC. Joanesburgo; 2010.

45. Comissão da Tanzânia para a SIDA (TACAIDS). Terceiro quadro estratégico nacional multissectorial da Tanzânia para o VIH e a SIDA (2013/2014 - 2017/2018). MoHSW, Gabinete do Primeiro-Ministro, Dar es Salaam; 2013.

46. Conselho Municipal de Temeke. Plano Estratégico 2010/2011-2012/2013, Dar es Salaam, Tanzânia: Município de Temeke; 2010.

47. República Unida da Tanzânia (URT). Recenseamento da População e Habitação de 2012: Distribuição da população por áreas administrativas. Dar es Salaam: Gabinete Nacional de Estatística-Ministério das Finanças e Gabinete do Chefe de Estatística do Governo Gabinete do Presidente, Finanças, Economia e Planeamento do Desenvolvimento, Zanzibar; 2013.

48. República Unida da Tanzânia (URT), UNESCO. Análise do sector da educação na Tanzânia: Para além do ensino primário, a procura de opções políticas equilibradas e eficientes para o desenvolvimento humano e o crescimento económico. UNESCO, Gabinete de Dakar, Gabinete Regional para a Educação em África; 2011.

49. ONUSIDA. UNAIDS Guidance note on HIV and sex work, Joint United Nations Porgrammes. Genebra, Suíça: Biblioteca da OMS Catalogação nos dados das publicações; 2009.

50. Vandepitte J, Lyerla R. Estimates of the number of female sex workers in different regions of the world (Estimativas do número de trabalhadoras do sexo em diferentes regiões do mundo). Sexual Transmission Infection. 2006; 82(3): 18-25.

51. Varkevisser MC, Pathmanathan I. Conceber e realizar projectos de investigação sobre sistemas de saúde:

Análise de dados e redação de relatórios. Centro Internacional de Investigação para o Desenvolvimento de Amesterdão e Gabinete Regional da OMS para África: KIT Publishers; 2003; Volume 2: 87-89.

52. Veldhuijzen NJ, Steijn M et al. Prevalência de infecções sexualmente transmissíveis, sintomas genitais e comportamento de procura de cuidados de saúde entre trabalhadoras do sexo do sexo feminino seronegativas em Kigali, Ruanda. International Journal of STD& AIDS. 2013; 24(1): 139 - 143.

53. OMS. Implementação de programas abrangentes de VIH/DST com trabalhadores do sexo: Practical approaches from collaborative interventions (Abordagens práticas de intervenções colaborativas). Genebra, Suíça: Biblioteca da OMS Catalogação nos dados de publicação; 2013.

54. OMS. Prevention and Treatment of HIV and other Sexually Transmitted Infections for Sex Workers in Low and Middle Income Countries (Prevenção e tratamento do VIH e de outras infecções sexualmente transmissíveis para trabalhadores do sexo em países de baixo e médio rendimento). Genebra, Suíça: Biblioteca da OMS - Catalogação nos dados de publicação; 2012.

55. OMS. Preventing HIV in sex work settings in Sub- Saharan Afria (Prevenir o VIH em contextos de trabalho sexual na África Subsariana). Genebra, Suíça: Biblioteca da OMS Dados de Catalogação na Publicação; 2011.

56. OMS. Toolkit for Targeted HIV/AIDS Prevention and Care in Sex Work Setting. Genebra, Suíça: Biblioteca da OMS, catalogação de dados; 2005.

APÊNDICES

Appendix 1: Formulário de consentimento (versão inglesa)

MUHIMBILI UNIVERSITY OF HEALTH AND ALLIED SCIENCES DIRECÇÃO DE INVESTIGAÇÃO E PUBLICAÇÕES, MUHAS FORMULÁRIO DE CONSENTIMENTO INFORMADO

ID.NO:

Consentimento para participar na entrevista

Saudações! O meu nome é **Charles Fungo** e estou a trabalhar neste projeto de investigação sobre os factores que influenciam a auto-revelação das trabalhadoras do sexo quando acedem aos serviços de prevenção do VIH e de outras IST em Temeke, Dar es Salaam.

Objetivo do estudo

Avaliar a auto-revelação das trabalhadoras do sexo e os seus comportamentos de procura de serviços de prevenção do VIH em Dar es Salaam. Os resultados deste estudo ajudarão o Investigador Principal a escrever a dissertação que é um cumprimento parcial do Mestrado em Saúde Pública para o ano académico 2013/2014.

O que implica a participação

Se concordar em participar no estudo, ser-lhe-á pedido que responda a uma série de perguntas que foram preparadas para o estudo. Não hesite, porque nesta entrevista não há respostas CERTAS ou ERRADAS. A entrevista durará cerca de 20 a 30 minutos.

Confidencialidade

Todas as informações recolhidas serão mantidas em segredo e serão utilizadas apenas para este estudo. O formulário não conterá o seu nome, mas sim um número de identificação. O investigador principal garante-lhe que não lhe acontecerá nenhum mal devido à sua participação neste estudo.

Direitos de retirada e alternativas

A participação neste estudo é totalmente voluntária. Pode optar por não participar neste estudo mesmo depois de ter aceite participar no estudo e assinado o formulário de consentimento. A recusa em participar ou a retirada do estudo não implicará qualquer penalização ou perda de qualquer benefício a que tenha direito.

Benefícios

Se concordar em participar neste estudo, beneficiará diretamente numa fase posterior. As informações que fornecerá ajudarão o Governo e outros parceiros de desenvolvimento a preparar intervenções adequadas que satisfaçam as necessidades das trabalhadoras do sexo que acedem aos serviços de prevenção do VIH e de outras IST nas unidades de saúde de Temeke e de outras partes da Tanzânia.

Quem contactar

Se tiver dúvidas sobre este estudo, deve contactar o Coordenador do estudo ou o Investigador Principal. O

Investigador Principal **Charles Fungo** é da Escola de Saúde Pública e Ciências Sociais da Escola Muhimbili de Saúde Pública e Ciências Aliadas, P. O. Box 65001, Dar es Salaam. Número de telemóvel **0714-837 050**

Se tiver dúvidas que necessitem de mais esclarecimentos, como participante, tem o direito de contactar o Prof. G. Msamanga **(0754-291 971)** que é o supervisor deste estudo. Também pode contactar o Prof. E. F. Lyamuya, Presidente do Comité de Investigação e Publicação do Colégio, P. O. Box 65001, Dar es Salaam. **Tel. 2150302-6.**

Concordas?

Li o conteúdo do presente consentimento/ouvi o conteúdo do consentimento ser lido para mim.

Sim, concordo em participar neste estudo ....

Assinatura do participante .... Código do participante ....

Assinatura do assistente de investigação ....

Data da autorização assinada ....

O participante não concorda ....

Appendix 2: Formulário de consentimento (versão em suaíli)

CHUO KIKUU CHA SAYANSI NA TIBA MUHIMBILI

KURUGENZI YA UTAFITI NA MACHAPISHO, MUHAS

FOMU YA RIDHAA

ID.NO:

Ridhaa ya kushiriki katika mahojiano

Salamu! Jina langu ni Charles Fungo, msimamizi mkuu wa utafiti kuhusu thathmini ya sababu za wanawake wafanyabiashara ya ngono kujitambulisha wenyewe kuwa ni wafanyabiashara ya ngono wakati kupata huduma za kukinga VVU; pamoja na tabia za kutafuta huduma za VVU, Dar es Salaam.

Lengo la utafiti

Kutathmini sababu zinazowashawishi wanawake wafanyabiashara ya ngono kujitambulisha wenyewe kuwa ni wafanyabiashara ya ngono wakati kupata huduma za kukinga VVU; pamoja na tabia zao kutafuta huduma za VVU, Dar es Salaam. Matokeo ya utafiti huu yatasaidia Mtafiti Mkuu kuandika chapisho (dissertation) ili kutimiza matakwa sehemu ya Uzamili ya Afya ya Umma kwa mwaka wa masomo 2013/2014.

Ushiriki unahusisha nini

Kama unakubali kushiriki katika utafiti, utahitajika kujibu mfululizo wa maswali ambayo yametayarishwa kwa ajili ya utafiti. Usisite kujibu kwa sababu katika mahojiano haya hakuna JIBU SAHIHI au baadhi ya majibu JIBU AMBALO SI SAHIHI. Mahojiano yatachukua takribani muda wa dakika 20-30.

Usiri

Taarifa zote zilizokusanywa zitawekwa kwa usiri na zitatumika tu kwa utafiti huu. Dodoso hili halitaandikwa jina lako ila namba ya utambulisho. Mtafiti mkuu anakuakikishia kuwa hakutakuwa na madhara yoyote yatakayotokea kwa kushiriki katika utafiti huu.

Haki za kujitoa na mambo mbadala

Ushiriki katika utafiti huu ni wa hiari kabisa. Unaweza kuchagua kutoshiriki katika utafiti huu hata baada ya wewe kukubali kushiriki katika utafiti na kutia saini fomu ya ridhaa. Kukataa kwako kushiriki hakutasababisha adhabu au hasara yoyote kwako kama mshiriki.

Faida za ushiriki

Kwa ukubali wako kushiriki katika utafiti huu, utaleta faida za moja kwa moja katika hatua za mbeleni. Taarifa utakazotoa zitasaidia wadau wa maendeleo na afya na Serikali na kuandaa miradi mwafaka ili kukidhi mahitaji ya wanawake wafanyabiashara ya ngono ambao watahitaji kupata huduma za kinga ya VVU na magonjwa ya zinaa katika Temeke na sehemu nyingine za Tanzania.

Mawasiliano

Endapo una maswali kuhusu utafiti huu, wasiliana na Mratibu wa utafiti au Mtafiti Mkuu. Mtafiti Mkuu Charles Fungo anakutoka Shule ya Afya ya Umma na Sayansi ya Jamii katika chuo cha Sayansi na Tiba Muhimbili, S. L. P. 65001, Dar es Salaam. Namba ya kiganjani 0714-837 050

Kama una maswali ambayo inahitaji ufafanuzi zaidi, kama mshiriki, una haki ya kuwasiliana na Profesa G. Msamanga (0754-291 971) ambaye ni Msimamizi wa utafiti huu. Pia unaweza kuwasiliana na Prof. E. F. Lyamuya ambaye ni Mwenyekiti wa Utafiti wa Chuo na Kamati ya Machapisho, S. L. P. 65001, Dar es Salaam. Tel. 2.150.302-6.

Je, unakubali?

Nimesoma yaliyomo ndani ya fomu hii ya ridhaa / nimesikia yaliyomo ndani ya ridhaa yaliyosomwa kwangu.

Ndiyo, mimi nakubali kushiriki katika utafiti huu ....

Sahihi ya mshiriki ....Nambari ya mshiriki ....

Sahihi ya Mtafiti wa Msaidizi ....

Tarehe ya kutoa saini ya ridhaa ....

Mshiriki hakubaliani ....

Appendix 3: Questionário (versão inglesa)

AUTO-REVELAÇÃO DAS TRABALHADORAS DO SEXO E COMPORTAMENTO DE PROCURA DE SERVIÇOS DE PREVENÇÃO DO VIH E ITS EM DAR ES SALAAM

1. Data da entrevista _____ _____ //201_

2. 2. Iniciais da entrevista___________

3. Questionário nº. _______________

4. N.º do requerido _______________

PERGUNTA DE CONFIRMAÇÃO

Continua a fazer trabalho sexual .... Sim .... Não....

Em caso afirmativo, prosseguir com a entrevista; em caso negativo, continuar. Agradecer à participante e interromper a entrevista. Informar a participante de que a investigação está interessada em mulheres que ainda exercem atividade sexual

SECÇÃO UM: INFORMAÇÃO SÓCIO-DEMOGRÁFICA (faça um círculo em torno da sua resposta/ Preencha o espaço fornecido)

1. Qual é a sua idade (em anos)..........................

2. Onde vive .... (Município)

3. Qual é o seu estado civil (assinale a resposta que corresponde ao seu estado civil)?

estado civil)

Não	Estado civil	Carraça (v)
1	Individual	
2	Casado	
3	Divorciado	
4	Viúva	
5	Coabitação	

4. Qual é o seu nível de instrução mais elevado? (circule a sua resposta)

Não	Nível de educação	Carraça (v)
1	Sem formação escolar	
2	Ensino primário	
3	Nível ordinário (formulários 1,2,3,4)	
4	Nível elevado (formulário 5,6)	
5	Colégio ou Universidade	

5. Qual é a sua religião? (assinale a sua resposta)

Não	Religião	Carraça (v)

1	Muçulmano	
2	cristão	
3	Sem religião	
4	Outros	

Que denominação ....

6. O trabalho sexual é a sua principal fonte de rendimento?

Não		Carraça (v)
1	Sim	
2	Não	
I	f Não, qual é a sua principal fonte de rendimento	

7. Quais são as suas outras fontes de rendimento? Mencionar...

SECÇÃO DOIS: HISTORIAL PROFISSIONAL E ACESSO AOS SERVIÇOS DE SAÚDE

Primeira parte: Historial de trabalho

8. Com que idade teve relações sexuais pela primeira vez (penetração do pénis na vagina/ânus)

anos

9. Há quanto tempo exerce atividade sexual? ....(anos)

10. Quem vos apresentou este trabalho?

Não	Pessoas	Carraça (v)
1	Um amigo	
2	Irmã	
3	Tia	
4	Outros _______________ (especificar)	
5	Eu próprio	

11. O que é que o motiva a vender sexo?

Respostas possíveis

Não	Factores de motivação	Carraça (v)
1	Dinheiro	
2	Prazer	

3	Pressão para os outros	
4	Não sei	
5	Outros (Especificar)	

Segunda parte: Acesso a instalações de saúde e comportamento de procura de saúde

12. Conhece algum estabelecimento de saúde em Temeke?

Não	Conhecimento do estabelecimento de saúde	Carraça (v)
1	Sim	
2	Não	

13. Conhece estabelecimentos de saúde em Temeke que prestem serviços de VIH e IST?

Não	Estabelecimento de saúde com serviços de VIH e IST	Carraça (v)
1	Sim	
2	Não	

14. Nos últimos três meses, foi atendido em algum destes estabelecimentos de saúde para serviços de prevenção do VIH e das IST?

Não	Estabelecimento de saúde com serviços de VIH e IST frequentados	Carraça (v)
1	Sim	
2	Não	

15. ***Nota: O assistente de investigação determinará o nível e o tipo de estabelecimento de saúde a partir da lista de estabelecimentos de saúde do inquirido.***

Níveis das instalações de saúde

Não	Estabelecimento de saúde com serviços de VIH e IST (níveis	Carraça (v)
1	Hospital municipal	
2	Centro de saúde	
3	Dispensário	

Que tipo de estabelecimento de saúde frequentou para obter serviços de prevenção do VIH e das IST?

Tipo de estabelecimento de saúde

Não	Estabelecimento de saúde com serviços de VIH e IST (tipo)	Carraça (v)
1	Governo	
2	Privado	
3	Missionário	
5	Projeto de saúde centro de saúde	
6	Outros _______________ (especificar)	

SECÇÃO TRÊS: AUTO-REVELAÇÃO DAS TRABALHADORAS DO SEXO

16. Alguma vez revelou ao profissional de saúde que é trabalhador do sexo quando visitou a unidade de saúde para obter serviços de prevenção do VIH e das IST?

Não	Estado de divulgação	Carraça (v)
1	Sim	
2	Não	
3	Não sei	

Se NÃO, saltar as perguntas (22-25)

17. O que é que a influencia a revelar que é trabalhadora do sexo?

18. Em que tipo de estabelecimento de saúde revelou que é trabalhadora do sexo?

19. Qual foi a reação do profissional de saúde após ter revelado que é

trabalhadora do sexo?..

20. Voltaria a revelar que é trabalhadora do sexo se lhe fosse pedido para o fazer em qualquer unidade de saúde?

Não	Possibilidade de divulgação	Carraça (v)
1	Sim	
2	Não	
3	Não sei	

Explique a sua resposta (porquê)

Em que tipo de estabelecimento de saúde revelaria que é trabalhadora do sexo?

Porquê..

21 Por que razão não revelou que era trabalhadora do sexo quando acedeu aos serviços de prevenção do

VIH e das IST?

22. O que recomendaria às trabalhadoras do sexo sobre a auto-revelação quando acedem aos serviços de prevenção do VIH e das IST nas unidades de saúde?

Obrigado

Apêndice 4: Questionário (versão em suaíli)

TABIA YA KUJITAMBILISHA KWA HIARI NA UTAFUTAJI WA HUDUMA

YA VVU KWA WANAWAKE WAFANYABIASHARA YA NGONO WAISHIO DAR ES SALAAM

1. Tarehe ya mahojiano ___________ //201_
2. Kifupisho cha mhojiwaji ____________
3. Namba ya dodoso. ____________
4. Namba ya mhojiwaji. ______________

SWALI LA KUHAKIKI

Je wewe bado u mfanyabiashara ya ngono Ndiyo.............................. Hapana..............

Kama jibu ni NDIYO endelea na mahojiano, ila kama jibu ni HAPANA, Mshukuru mshiriki na usiendelee na mahojiano. Mfahamishe mshhiriki kuwa utafiti unahusika na wanawake ambao bado wanafanya biashara ya ngono.

SEHEMU YA KWANZA: TAARIFA ZA KUMTAMBULISHA MTU (Jaza jibu katika sehemu uliyopewa)

1. Je una umri gani? (Miaka)...............................
2. Je unaishi wapi? .... (Manispaa)
3. Je ipi ni hali yako ya kimahusiano (Weka pata kwenye jibu ulilolichagua)

Não	Hali ya kimahusiano	Pata (v)
1	Sijaoa/ sijaolewa	
2	Nimeoa/ nimeolewa	
3	Nimetalikiwa/ nimetaliki	
4	Nimefiwa na mume/ mke	
5	Tunaishi pamoja bila ndoa rasmi	

4. Je, una kiwango gani cha elimu? (weka pata kwenye jibu lako)

Não	Kiwango cha elimu	Pata (v)

1	Sijasoma shule	
2	Elimu ya msingi	
3	Elimu ya sekondari (fomu 1,2,3,4)	
4	Elimu ya juu ya sekondari (fomu 5,6)	
5	Elimu ya chuo/ chuo kikuu	

5. Je, una dini gani? (weka pata kwenye jibu lako)

Não	Dini	Pata (v)
1	Muislamu	
2	Mkristo	
3	Sina dini	
4	Nyingine	

Dhehebu lako ni...

6. Je, biashara ya ngono ndiyo chanzo chako kikuu cha kipato?

Não		Carraça (v)
1	Ndiyo	
2	Hapana	

Kama HAPANA, je, kipi ni chanzo chako kikuu cha kipato?...

7. Je, vyanzo vyako vingine vya kipato ni vipi?

Taja

SEHEMU YA PILI: HISTORIA YA BIASHARA YA NGONO NA UPATAJI WA VITUO VYA AFYA

Sehemu ya kwanza: História da guerra de guerras e do ngono

8. Je ulianza kujamiiana ukiwa na mikaka mingapi? (uume kuingia katika uke au mkundu/ njia ya haja kubwa) miaka

9. O que é que se passa?.. (miaka)

10. Je, ni nani alikutambilisha biashara ya ngono?

Não	Mtu	Pata (v)
1	Rafiki	
2	Dada	

3	Shangazi	
4	Mwingine ________________(fafanua)	
5	Mimi mwenyewe	

11. Nini kinakushawishi kufanya biashara ya ngono?

Majibu tegemewa

Não	Vishawishi	Pata (v)
1	Fedha	
2	Starehe	
3	Msukumo kutoka kwa wengine	
4	Sijui	
5	Sababu nyingine (fafanua)	

Sehemu ya pili: Tabia ya kutafuta huduma za afya na upatikanaji wa huduma hizo katika vituo vya afya

12. Je, unafahamu kituo cha/ vituo vya afya katika manispaa ya Temeke?

Não	Ufahamu wa kituo cha/ vituo vya afya	Pata (v)
1	Ndiyo	
2	Hapana	

13. Je, unafahamu kitou cha/ vituo vya afya vitoavyo huduma za VVU na magonjwa ya ngono katika manispaa ya Temeke?

Não	Kituo cha/ vituo vya afya vitoavyo huduma za VVU na magonjwa ya ngono	Pata (v)
1	Ndiyo	
2	Hapana	

14. Je umewahi kuhudhuria kwenye kituo/ mojawapo ya vituo hivi kwa ajili ya huduma za VVU na magonjwa ya ngono katika miezi mitatu iliyopita?

Não	Uhudhuriaji kwa huduma ya VVU na magonja ya ngono	Pata (v)
1	Ndiyo	
2	Hapana	

15. Taja jina/ majina ya vituo cha/ vituo vya afya ulivyohudhuria **Zingatia*****: mtafiti msaidizi atatathmini***

aina na kiwango cha kituo cha/ vituo vya afya vitakavyotajwa na mhojiwaji

Viwango vya kituo cha/ vituo vya afya

Não	Kituo cha/ vituo vya afya vyenye huduma ya VVU na magonjwa ya ngono	Pata (v)
1	Hospitali ya manispaa ya Temeke	
2	Kituo cha/ vituo vya afya	
3	Zahanati	
4.	Nyinginezo (fafanua)	

Je, ni aina gani ya kituo cha/ vituo vya afya ulivyokwenda kwa ajili ya huduma za VVU na magonjwa ya ngono?

Aina za vituo vya liiidiima za afya

Não	Aina za vituo vya huduma za afya	Pata (v)
1	Kituo cha serikali	
2	Kituo cha binafsi	
3	Kituo cha wamishonari	
5	Kituo cha afya cha mradi	
6	vinginevyo _______________(fafanua)	

SEHEMU YA TATU: KUJITAMBULISHA KWA HIARI KWA WANAWAKE WAFANYABIASHARA YA NGONO KATIKA VITUO VYA AFYA

16. Je, umekwishawahi kujitambulisha kwa mtoa huduma za afya kuwa wewe ni mfanya biashara ya ngono wakati wa kupokea huduma za VVU na magonjwa ya ngono?

Não	Hali ya kujitambulisha kwa watoa huduma za afya	Carraça (v)
1	Ndiyo	
2	Hapana	
3	Sijui	

Kama jibu ni HAPANA ruka maswali (22-25)

17. Nini kilichokushawishi kujitambulisha kwa hiari kuwa wewe ni mfanya biashara ya ngono?

18. Ni kwenye aina gani ya kituo cha afya ambapo ulijitambulisha kwa hiari kuwa wewe ni mfanya biashara ya ngono?

19. Ni matokeo gani uliyopata kwa mtoa huduma za afya baada ya kujitambulisha kwa hiari kuwa wewe ni mfanya biashara ya ngono?

20. Je, unaweza kujitambulisha tena kuwa wwewe nu mfanyabiashara ya ngono ukio,bwa kufanya hivyo katika kituo/ vituo vya afya?

Não	Uwezekano wa kujitambulisha	Pata (v)
1	Ndiyo	
2	Hapana	
3	Sijui	

Tafadhali fafanua jibu lako (kwanini)

Ni kwenye aina gani ya kituo cha/ vituo vya afya ulipoweza kujitambulisha kuwa wewe ni mfanya biashara ya ngono?

Kwanini

21. Kwanini hukujitambbulisha kuwa wewe ni mfanya biashara ya ngono wakati wa kupata huduma za VVU na magonja ya ngono?

22. Je, una ushauri gani kwa wanawake wafanyabiashara ya ngono kuhushu kujitambulisha kwa hiari wakati wa kupata huduma za VVU na magonjwa ya ngono katika vituo vya afya? ....

Ahsante

Appendix 5: Lista dos estabelecimentos de saúde de Temeke

DAR ES SALAAM REGION
TEMEKE MUNICIPAL
HEALTH FACILITY INVENTORY - DATA BASE

SN	DIVISION	WARD	VILLAGE/STREET	NAME OF HEALTH FACILITY	FACILITY TYPE	OWNERSHIP
1	CHANG'OMBE	Azimio	Azimio	Azimio Dispensary	Dispensary	Private
2	CHANG'OMBE	Azimio	Azimio	Msomeni Dispensary	Dispensary	Private
3	CHANG'OMBE	Azimio	Tandika	Nurraifo Baraka	Dispensary	Faith based
4	CHANG'OMBE	Azimio	Azimio	Tambukareli	Dispensary	Government
5	CHANG'OMBE	Azimio	Azimio	Tyma Jolly Dis.	Dispensary	Faith based
6	CHANG'OMBE	Chamazi	Chamazi	Chamazi	Dispensary	Government
7	CHANG'OMBE	Chamazi	Mbande	Mbande	Dispensary	Government
8	CHANG'OMBE	Chang'ombe	Nyerere road	TOHS Hosp	Hospital	Parastatal
9	CHANG'OMBE	Chang'ombe	Maduka mawili	Hafford Dispansary	Dispensary	Private
10	CHANG'OMBE	Chang'ombe	Chang'ombe parish	St. Francis Xaviel	Dispensary	Faith based
11	CHANG'OMBE	Chang'ombe	Nyerere road	TCC Dispensery	Dispensary	Parastatal
12	MBAGALA	Charambe	Zombokoni	Afya Care	Dispensary	Private
13	MBAGALA	Charambe	Charambe magendeni	Arafa Mapinduzi	Dispensary	Faith based
14	MBAGALA	Charambe	Rangi tatu	Arafa Samasi Dispensary	Dispensary	Faith based
15	MBAGALA	Charambe	Mji mpya Kurasini	Lugeye Med Care Disp.	Dispensary	Private
16	MBAGALA	Charambe	Majimatitu	Maji matitu	Dispensary	Government
17	MBAGALA	Charambe	Charambe magendeni	Mico Charambe	Dispensary	Faith based
18	MBAGALA	Charambe	Majimatitu	Poverty Africa Mkiza Disp	Dispensary	Faith based
19	MBAGALA	Charambe	Charambe	Samaria Mission Disp.	Dispensary	Faith based
20	MBAGALA	Charambe	Charambe	Tyma Nyangao	Dispensary	Private
21	CHANG'OMBE	Keko	Keko Magurumbasi	Family Health Dispensary	Dispensary	Private
22	CHANG'OMBE	Keko	Keko Magurumbasi	Keko Magurumbasi Disp.	Dispensary	Faith based
23	CHANG'OMBE	Keko	Keko Magurumbasi	KMSD Dispensary	Dispensary	Private
24	CHANG'OMBE	Keko	Keko Magurumbasi	Tyma Keko Machungwa Disp.	Dispensary	Faith based
25	KIGAMBONI	Kibada	Kibada	Kibada	Dispensary	Government
26	KIGAMBONI	Kigamboni	Ferry	Godaven Dispensary	Dispensary	Private
27	KIGAMBONI	Kigamboni	Kigamboni	Kigamboni Dispensary	Dispensary	Private
28	KIGAMBONI	Kigamboni	Mji mpya Ferry	Mico Kigamboni Disp.	Dispensary	Faith based
29	KIGAMBONI	Kigamboni	Navy	Navy TPDF Health Centre	Dispensary	Military

DAR ES SALAAM REGION
TEMEKE MUNICIPAL
HEALTH FACILITY INVENTORY - DATA BASE

SN	DIVISION	WARD	VILLAGE/STREET	NAME OF HEALTH FACILITY	FACILITY TYPE	OWNERSHIP
30	KIGAMBONI	Kigamboni	Kigamboni	Kigamboni H/C	H/Centre	Government
31	KIGAMBONI	Kigamboni	Kimbiji	Kimbiji	Dispensary	Government
32	KIGAMBONI	Kimbiji	Tundwi Songani	Tundwi Songani	Dispensary	Government
33	KIGAMBONI	Kisarawe II	Mwasonga	Chekeni Mwasonga	Dispensary	Government
34	KIGAMBONI	Kisarawe II	Kisarawe II	Kisarawe II	Dispensary	Government
35	CHANG'OMBE	Kurasini	Bandari	Bandari Health Centre	Dispensary	Parastatal
36		Kurasini	Mivinjeni Kurasini	Mivinjeni Dispensary	Dispensary	Private
37	CHANG'OMBE	Makangarawe	Buza	Buza	Dispensary	Government
38	CHANG'OMBE	Makangarawe	Makangarawe	Makangarawe	Dispensary	Government
39	CHANG'OMBE	Makangarawe	Makangarawe	Mico Amani Dispensary	Dispensary	Faith based
40	CHANG'OMBE	Makangarawe	Makangarawe	TMC Makangarawe Disp.	Dispensary	Faith based
41	CHANG'OMBE	Makangarawe	Makangarawe kwa Mwinyi	TMC Yombo Darajani Disp.	Dispensary	Faith based
42	CHANG'OMBE	Makangarawe	Makangarawe	TMC Yombo Darajani Uisp.	Dispensary	Private
43	MBAGALA	Mbagala	Mbagala rangitatu	Apostles of Jesus	Dispensary	Private
44	MBAGALA	Mbagala	Kizuiani	Kizuiani	Dispensary	Government
45	MBAGALA	Mbagala	Mbagala Kiburugwa	MICO Kiburugwa Dispensary	Dispensary	Faith based
46	MBAGALA	Mbagala	Mbagala Kizinga	Round Table	Dispensary	Government
47	MBAGALA	Mbagala	Mbagala Sabasaba	Sabrina Dispensary	Dispensary	Private
48	MBAGALA	Mbagala	Mbagala Sabasaba	St. Magdalena Disp.	Dispensary	Private
49	MBAGALA	Mbagala Kuu	Mbagala Kichemchem	Arafa Kichemchem	Dispensary	Faith based
50	MBAGALA	Mbagala Kuu	Njia ya ng'ombe	Arafa Mbagala kuu Dispensary	Dispensary	Faith based
51	MBAGALA	Mbagala Kuu	Mtoni Kijichi	Convertion Ministries (CMT)	Dispensary	Faith based
52	MBAGALA	Mbagala Kuu	Mbagala Zakhiem	G.E. Dispensary	Dispensary	Private
53	MBAGALA	Mbagala Kuu	Mbagala Mission	Mbagala Miss (consolata sisters Disp)	Dispensary	Faith based
54	MBAGALA	Mbagala Kuu	Mbagala Kizulani	Mission Mbagala (Safina) Disp.	Dispensary	Faith based
55	MBAGALA	Mbagala Kuu	Mtoni Kijichi	Mtoni Kijichi Dispensary	Dispensary	Faith based
56	MBAGALA	Mbagala Kuu	Zakhiem	Rengi tatu	Dispensary	Government
57	MBAGALA	Mbagala Kuu	Mtoni Kijichi	Upendo Nurrairo Disp	Dispensary	Faith based

DAR ES SALAAM REGION
TEMEKE MUNICIPAL
HEALTH FACILITY INVENTORY - DATA BASE

SN	DIVISION	WARD	VILLAGE/STREET	NAME OF HEALTH FACILITY	FACILITY TYPE	OWNERSHIP
58			Temeke mwisho	Emma Health Centre	H/Centre	Private
59		Miburani	Mgulani	Mgulani JKT Dispensary	Dispensary	Military
60	CHANG'OMBE	Miburani	Mgulani	Mgulani TPDF	Dispensary	Military
61	CHANG'OMBE	Miburani	Mgulani	Polisi Kilwa Road	Dispensary	Military
62	KIGAMBONI	Mjimwema	Maweni	Efatha Dispensary	Dispensary	Faith based
63	KIGAMBONI	Mjimwema	Maweni	Fan Fan Dispensary	Dispensary	Faith based
64	KIGAMBONI	Mjimwema	Ungindoni	Mjimwema	Dispensary	Government
65	CHANG'OMBE	Mtoni	Mtoni sokoni	Altphange Disp	Dispensary	Private
66	CHANG'OMBE	Mtoni	Mtoni Aziz Alli	Arafa Mkunguni	Dispensary	Faith based
67	CHANG'OMBE	Mtoni		Kanisa la Mungu Dispensary	Dispensary	Faith based
68	CHANG'OMBE	Mtoni	Mtoni sabasaba	Mandela Dispensary	Dispensary	Private
69	CHANG'OMBE	Mtoni	Mtoni Aziz Alli	MICO Mtoni	Dispensary	Faith based
70	CHANG'OMBE	Mtoni	Aziz Alli	Mtoni MCH	Dispensary	Government
71	KIGAMBONI	Pemba Mnazi	Buyni Centre	Buyuni	Dispensary	Government
72	CHANG'OMBE	Sandali	Mamboleo A	Mamboleo Nurraifo Disp.	Dispensary	Faith based
73	CHANG'OMBE	Sandali	Sandali	MICO Sandali Dispensary	Dispensary	Faith based
74	CHANG'OMBE	Sandali		Nurraifo Nyamungu	Dispensary	Faith based
75	CHANG'OMBE	Sandali	Tazara	TAZARA Disp.	Dispensary	Parastatal
76	CHANG'OMBE	Sandali	Sandali	Tyma Care Disp	Dispensary	Faith based
77	CHANG'OMBE	Sandali	Sandali	Tyma Sandali Dispensary	Dispensary	Faith based
78	KIGAMBONI	Somangila	Mbwemaji	Gezaulole	Dispensary	Government
79	KIGAMBONI	Somangila	Minondo Amani Gomvu	Gomvu	Dispensary	Government
80	KIGAMBONI	Somangila	Kichemchem	Kichemchem	Dispensary	Government
81	KIGAMBONI	Somangila	Kingugi	Kingugi	Dispensary	Government
82	KIGAMBONI	Somangila	Mbutu Mkwajuni	Mbutu	Dispensary	Government
83	KIGAMBONI	Somangila	Bamba	Mwongozo	Dispensary	Government
84	KIGAMBONI	Somangila	Kisiwani	Vijibweni Hospital	Hospital	Government
85	CHANG'OMBE	Tandika	Tandika	Arafa Ugweno	Dispensary	Faith based
86	CHANG'OMBE	Tandika	Tandika	Bilal-Bin Rabai	Dispensary	Faith based

DAR ES SALAAM REGION
TEMEKE MUNICIPAL
HEALTH FACILITY INVENTORY - DATA BASE

SN	DIVISION	WARD	VILLAGE/STREET	NAME OF HEALTH FACILITY	FACILITY TYPE	OWNERSHIP
87	CHANG'OMBE	Tandika	Tandika	Khoja Shia Inthnaasher	Dispensary	Faith based
88	CHANG'OMBE	Tandika	Tandika	St. Raphael Dispensary	Dispensary	Faith based
89	CHANG'OMBE	Tandika	Tandika	Tyma Bububu Dispensary	Dispensary	Private
90	CHANG'OMBE	Tandika	Tandika	Walter Hospital	Hospital	Private
91	CHANG'OMBE	Temeke	Araf	Alaf Disp	Dispensary	Parastatal
92	CHANG'OMBE	Temeke	Temeke mwisho	Arafa Upendo H/Centre	H/Centre	Faith based
93	CHANG'OMBE	Temeke	Nyerere road	Kiuta Staff Clinic	Clinic	Parastatal
94	CHANG'OMBE	Temeke	Sokota	Maria Stopes-Temeke	Dispensary	Faith based
95	CHANG'OMBE	Temeke	Temeke Maganga	Maruku Dispensary	Dispensary	Private
96	CHANG'OMBE	Temeke	Mbagala road	SDA Dispensary	Dispensary	Faith based
97	CHANG'OMBE	Temeke	Temeke	Temeke Hospital	Hospital	Government
98	CHANG'OMBE	Temeke	Sandali	Tyma Kea Disp	Dispensary	Faith based
99	CHANG'OMBE	Temeke	Sokota	Tyma Sokota	Dispensary	Faith based
100	KIGAMBONI	Toangoma	Toangoma	Toangoma	Dispensary	Government
101	KIGAMBONI	Toangoma	Kongowe	Tumaini Mission	Dispensary	Faith based
102	KIGAMBONI	Vijibweni	Kisiwani	Arafa Kisiwani	Dispensary	Faith based
103	KIGAMBONI	Vijibweni	Kisiwani	Hekima Disp	Dispensary	Private
104	KIGAMBONI	Vijibweni	Vijibweni	Nunge	Dispensary	Government
105	CHANG'OMBE	Vituka	Machimbo	Yombo vituka	Dispensary	Government
106	CHANG'OMBE	Vituka	Vituka	Vituka TYMA	Dispensary	Faith Based
107	CHANG'OMBE	Yombo Vituka	Yombo relini	Mbuyuni Dispensary	Dispensary	Private
108	CHANG'OMBE	Yombo Vituka	Yombo relini	MICO Mbuyuni Dispensary	Dispensary	Faith Based
109	CHANG'OMBE	Yombo Vituka	Vituka	MICO Yombo Vituka Disp.	Dispensary	Faith Based
110	CHANG'OMBE	Yombo Vituka	Yombo relini	Relini Yombo Vituka	Dispensary	Private
111	CHANG'OMBE	Yombo Vituka	Mwinyi road	Serengeti Dispensary	Dispensary	Private
112	CHANG'OMBE	Yombo Vituka	Makangarawe	TMC Makangarawe	Dispensary	Private
113	CHANG'OMBE	Yombo Vituka	Yombo Sigara	TYM Yombo Vituka	Dispensary	Faith Based
114	CHANG'OMBE	Yombo Vituka	Kilakala	Yombo Kilakala	Dispensary	Private

Appendix 6: Apuramento ético

MUHIMBILI UNIVERSITY OF HEALTH AND ALLIED SCIENCES

Directorate of Postgraduate Studies

P.O. BOX 65001
DAR ES SALAAM
TANZANIA.

Website: http://www.muhas.ac.tz

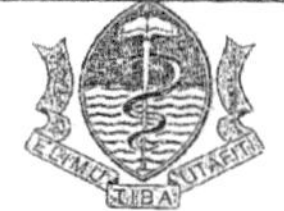

Tel: +255-(0)22-2150302 Ext 207.
Tel (Direct): +255-(0)22-2151378
Telefax:255-(0)22-2150465
E-mail: dpgs@muhas.ac.tz

Ref. No. MU/PGS/SAEC/Vol. XIII/

14th November, 2014

Mr. Charles B. Fungo
MPH-Executive Track
MUHAS.

RE: APPROVAL OF ETHICAL CLEARANCE FOR A STUDY TITLED "FEMALE SEX WORKERS DISCLOSURE AND HEALTH SEEKIGN BEHAVIOR FOR HIV PREVENTION SERVICES IN DAR ES SALAAM, TANZANIA"

Reference is made to the above heading.

I am pleased to inform you that, the Chairman has on behalf of the Senate approved ethical clearance for the above-mentioned study.

The ethical clearance is valid for one year only, from 13th November, 2014 to 12th November, 2015. In case you do not complete data analysis and dissertation report writing by 12th November, 2015, you will have to apply for renewal of ethical clearance prior to the expiry date.

Dr. Andrea B. Pembe
DEPUTY DIRECTOR, POSTGRADUATE STUDIES

cc: Director of Research Publication
cc: Dean, School of Publi...

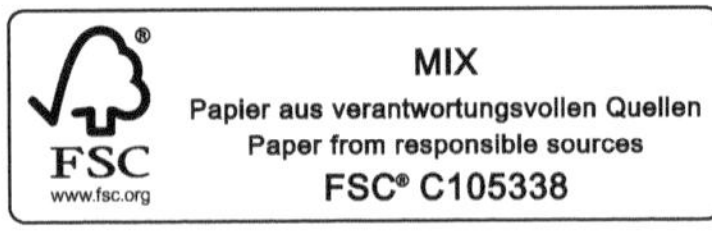

Printed by Books on Demand GmbH, Norderstedt / Germany